U0273248

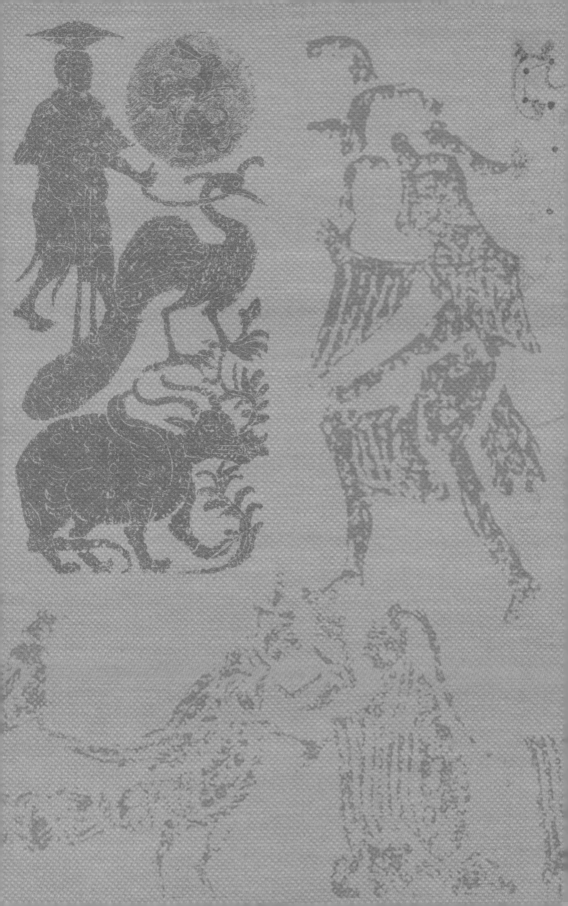

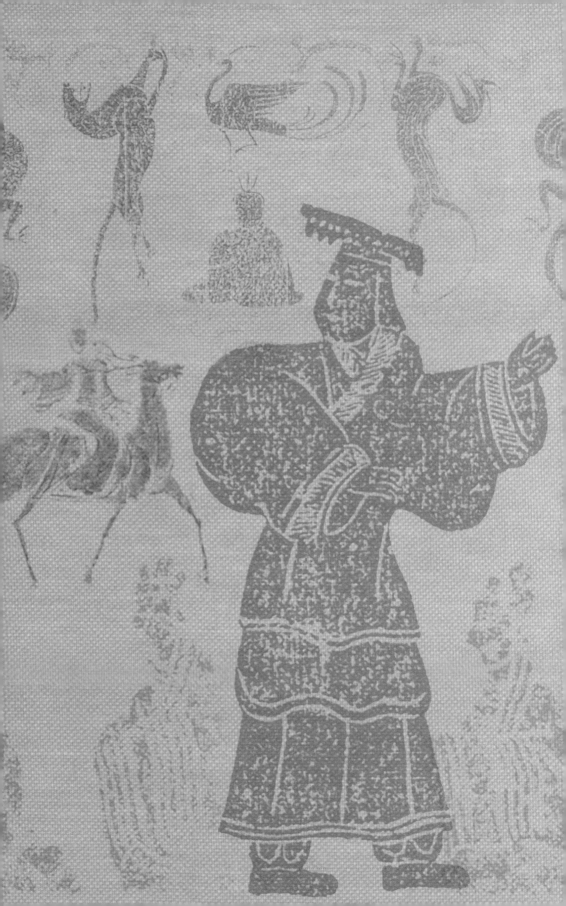

中国古医籍整理丛书

扁 鹊 心 书

宋·窦 材 辑
清·胡 珏 参论

柴可群　陈嘉斌　江凌圳　校注

中国中医药出版社

·北 京·

图书在版编目（CIP）数据

扁鹊心书/（宋）窦材辑;（清）胡珏参论;柴可群,陈嘉斌,

江凌圳校注．—北京：中国中医药出版社，2015.1（2022.10 重印）

（中国古医籍整理丛书）

ISBN 978 - 7 - 5132 - 2215 - 0

Ⅰ．①扁⋯ Ⅱ．①窦⋯ ②胡⋯ ③柴⋯ ④陈⋯ ⑤江⋯

Ⅲ．①中医学 - 中国 - 南宋 Ⅳ．①R2

中国版本图书馆 CIP 数据核字（2014）第 282247 号

中国中医药出版社出版

北京经济技术开发区科创十三街 31 号院二区 8 号楼
邮政编码　100176
传真　010 - 64405721
廊坊市祥丰印刷有限公司印刷
各地新华书店经销

开本 710 × 1000　1/16　印张 10.5　字数 63 千字
2015 年 1 月第 1 版　2022 年 10 月第 5 次印刷
书号　ISBN 978 - 7 - 5132 - 2215 - 0

定价　30.00 元
网址　www.cptcm.com

服 务 热 线　010 - 64405510
购 书 热 线　010 - 89535836
维 权 打 假　010 - 64405753

微信服务号　zgzyycbs
微商城网址　https://kdt.im/LIdUGr
官 方 微 博　http://e.weibo.com/cptcm
天猫旗舰店网址　https://zgzyycbs.tmall.com
如有印装质量问题请与本社出版部联系（010 - 64405510）

国家中医药管理局
中医药古籍保护与利用能力建设项目
组织工作委员会

主　任　委　员　王国强

副 主 任 委 员　王志勇　李大宁

执行主任委员　曹洪欣　苏钢强　王国辰　欧阳兵

执行副主任委员　李　昱　武　东　李秀明　张成博

委　　　员

各省市项目组分管领导和主要专家

（山东省）武继彪　欧阳兵　张成博　贾青顺

（江苏省）吴勉华　周仲瑛　段金廞　胡　烈

（上海市）张怀琼　季　光　严世芸　段逸山

（福建省）阮诗玮　陈立典　李灿东　纪立金

（浙江省）徐伟伟　范永升　柴可群　盛增秀

（陕西省）黄立勋　呼　燕　魏少阳　苏荣彪

（河南省）夏祖昌　刘文第　韩新峰　许敬生

（辽宁省）杨关林　康廷国　石　岩　李德新

（四川省）杨殿兴　梁繁荣　余曙光　张　毅

各项目组负责人

王振国（山东省）　　王旭东（江苏省）　　张如青（上海市）

李灿东（福建省）　　陈勇毅（浙江省）　　焦振廉（陕西省）

蔡永敏（河南省）　　鞠宝兆（辽宁省）　　和中浚（四川省）

前 言

中医药古籍是传承中华优秀文化的重要载体，也是中医学传承数千年的知识宝库，凝聚着中华民族特有的精神价值、思维方法、生命理论和医疗经验，不仅对于传承中医学术具有重要的历史价值，更是现代中医药科技创新和学术进步的源头和根基。保护和利用好中医药古籍，是弘扬中国优秀传统文化、传承中医学术的必由之路，事关中医药事业发展全局。

1949 年以来，在政府的大力支持和推动下，开展了系统的中医药古籍整理研究。1958 年，国务院科学规划委员会古籍整理出版规划小组在北京成立，负责指导全国的古籍整理出版工作。1982 年，国务院古籍整理出版规划小组召开全国古籍整理出版规划会议，制定了《古籍整理出版规划（1982—1990）》，卫生部先后下达了两批 200 余种中医古籍整理任务，掀起了中医古籍整理研究的新高潮，对中医文化与学术的弘扬、传承和发展，发挥了极其重要的作用，产生了不可估量的深远影响。

2007 年《国务院办公厅关于进一步加强古籍保护工作的意见》明确提出进一步加强古籍整理、出版和研究利用，以及

"保护为主、抢救第一、合理利用、加强管理"的方针。2009年《国务院关于扶持和促进中医药事业发展的若干意见》指出，要"开展中医药古籍普查登记，建立综合信息数据库和珍贵古籍名录，加强整理、出版、研究和利用"。《中医药创新发展规划纲要（2006—2020)》强调继承与创新并重，推动中医药传承与创新发展。

2003～2010年，国家财政多次立项支持中国中医科学院开展针对性中医药古籍抢救保护工作，在中国中医科学院图书馆设立全国唯一的行业古籍保护中心，影印抢救濒危珍本、孤本中医古籍1640余种；整理发布《中国中医古籍总目》；遴选351种孤本收入《中医古籍孤本大全》影印出版；开展了海外中医古籍目录调研和孤本回归工作，收集了11个国家和2个地区137个图书馆的240余种书目，基本摸清流失海外的中医古籍现状，确定国内失传的中医药古籍共有220种，复制出版海外所藏中医药古籍133种。2010年，国家财政部、国家中医药管理局设立"中医药古籍保护与利用能力建设项目"，资助整理400余种中医药古籍，并着眼于加强中医药古籍保护和研究机构建设，培养中医古籍整理研究的后备人才，全面提高中医药古籍保护与利用能力。

在此，国家中医药管理局成立了中医药古籍保护和利用专家组和项目办公室，专家组负责项目指导、咨询、质量把关，项目办公室负责实施过程的统筹协调。专家组成员对古籍整理研究具有丰富的经验，有的专家从事古籍整理研究长达70余年，深知中医药古籍整理研究的重要性、艰巨性与复杂性，履行职责认真务实。专家组从书目确定、版本选择、点校、注释等各方面，为项目实施提供了强有力的专业指导。老一辈专家的学术水平和智慧，是项目成功的重要保证。项目承担单位山东中医药大学、南京中医药大学、上海中医药大学、福建中医药大学、浙江省中医药研究院、陕西省中医药研究院、河南省中医药研究院、辽宁中医药大学、成都中医药大学及所在省市中医药管理部门精心组织，充分发挥区域间互补协作的优势，并得到承担项目出版工作的中国中医药出版社大力配合，全面推进中医药古籍保护与利用网络体系的构建和人才队伍建设，使一批有志于中医学术传承与古籍整理工作的人才凝聚在一起，研究队伍日益壮大，研究水平不断提高。

本着"抢救、保护、发掘、利用"的理念，该项目重点选择近 60 年未曾出版的重要古医籍，综合考虑所选古籍的保护价值、学术价值和实用价值。400 余种中医药古籍涵盖了医经、基础理论、诊法、伤寒金匮、温病、本草、方书、内科、外科、女科、儿科、伤科、眼科、咽喉口齿、针灸推拿、养生、医案医话医论、医史、临证综合等门类，跨越唐、宋、金元、明以迄清末。全部古籍均按照项目办公室组织完成的行业标准《中医古籍整理规范》及《中医药古籍整理细则》进行整理校注，绝大多数中医药古籍是第一次校注出版，一批孤本、稿本、抄本更是首次整理面世。对一些重要学术问题的研究成果，则集中收录于各书的"校注说明"或"校注后记"中。

"既出书又出人"是本项目追求的目标。近年来，中医药古籍整理工作形势严峻，老一辈逐渐退出，新一代普遍存在整理研究古籍的经验不足、专业思想不坚定等问题，使中医古籍整理面临人才流失严重、青黄不接的局面。通过本项目实施，搭建平台，完善机制，培养队伍，提升能力，经过近 5 年的建设，锻炼了一批优秀人才，老中青三代齐聚一堂，有效地稳定了研究队伍，为中医药古籍整理工作的开展和中医文化与学术的传承提供必备的知识和人才储备。

本项目的实施与《中国古医籍整理丛书》的出版，对于加强中医药古籍文献研究队伍建设、建立古籍研究平台，提高古籍整理水平均具有积极的推动作用，对弘扬我国优秀传统文化，推进中医药继承创新，进一步发挥中医药服务民众的养生保健与防病治病作用将产生深远影响。

第九届、第十届全国人大常委会副委员长许嘉璐先生，国家卫生计生委副主任、国家中医药管理局局长、中华中医药学会会长王国强先生，我国著名医史文献专家、中国中医科学院马继兴先生在百忙之中为丛书作序，我们深表敬意和感谢。

由于参与校注整理工作的人员较多，水平不一，诸多方面尚未臻完善，希望专家、读者不吝赐教。

国家中医药管理局中医药古籍保护与利用能力建设项目办公室
二〇一四年十二月

许 序

"中医"之名立，迄今不逾百年，所以冠以"中"字者，以别于"洋"与"西"也。慎思之，明辨之，斯名之出，无奈耳，或亦时人不甘泯没而特标其犹在之举也。

前此，祖传医术（今世方称为"学"）绵延数千载，救民无数；华夏屡遭时疫，皆仰之以度困厄。中华民族之未如印第安遭染殖民者所携疾病而族灭者，中医之功也。

医兴则国兴，国强则医强。百年运衰，岂但国土肢解，五千年文明亦不得全，非遭泯灭，即蒙冤扭曲。西方医学以其捷便速效，始则为传教之利器，继则以"科学"之冕畅行于中华。中医虽为内外所夹击，斥之为蒙昧，为伪医，然四亿同胞衣食不保，得获西医之益者甚寡，中医犹为人民之所赖。虽然，中国医学日益陵替，乃不可免，势使之然也。呜呼！覆巢之下安有完卵？

嗣后，国家新生，中医旋即得以重振，与西医并举，探寻结合之路。今也，中华诸多文化，自民俗、礼仪、工艺、戏曲、历史、文学，以至伦理、信仰，皆渐复起，中国医学之兴乃属必然。

迄今中医犹为国家医疗系统之辅，城市尤甚。何哉？盖一则西医赖声、光、电技术而于20世纪发展极速，中医则难见其进。二则国人惊羡西医之"立竿见影"，遂以为其事事胜于中医。然西医已自觉将入绝境：其若干医法正负效应相若，甚或负远逾于正；研究医理者，渐知人乃一整体，心、身非如中世纪所认定为二对立物，且人体亦非宇宙之中心，仅为其一小单位，与宇宙万象万物息息相关。认识至此，其已向中国医学之理念"靠拢"矣，虽彼未必知中国医学何如也。唯其不知中国医理何如，纯由其实践而有所悟，益以证中国之认识人体不为伪，亦不为玄虚。然国人知此趋向者，几人？

国医欲再现宋明清高峰，成国中主流医学，则一须继承，一须创新。继承则必深研原典，激清汰浊，复吸纳西医及我藏、蒙、维、回、苗、彝诸民族医术之精华；创新之道，在于今之科技，既用其器，亦参照其道，反思己之医理，审问之，笃行之，深化之，普及之，于普及中认知人体及环境古今之异，以建成当代国医理论。欲达于斯境，或需百年欤？予恐西医既已醒悟，若加力吸收中医精粹，促中医西医深度结合，形成21世纪之新医学，届时"制高点"将在何方？国人于此转折之机，能不忧虑而奋力乎？

予所谓深研之原典，非指一二习见之书、千古权威之作；就医界整体言之，所传所承自应为医籍之全部。盖后世名医所著，乃其秉诸前人所述，总结终生行医用药经验所得，自当已成今世、后世之要籍。

盛世修典，信然。盖典籍得修，方可言传言承。虽前此50余载已启医籍整理、出版之役，惜旋即中辍。阅20载再兴整理、出版之潮，世所罕见之要籍千余部陆续问世，洋洋大观。

今复有"中医药古籍保护与利用能力建设"之工程，集九省市专家，历经五载，董理出版自唐迄清医籍，都400余种，凡中医之基础医理、伤寒、温病及各科诊治、医案医话、推拿本草，俱涵盖之。

噫！璐既知此，能不胜其悦乎？汇集刻印医籍，自古有之，然孰与今世之盛且精也！自今而后，中国医家及患者，得览斯典，当于前人益敬而畏之矣。中华民族之屡经灾难而益蕃，乃至未来之永续，端赖之也，自今以往岂可不后出转精乎？典籍既蜂出矣，余则有望于来者。

谨序。

第九届、十届全国人大常委会副委员长

许嘉璐

二〇一四年冬

王 序

中医学是中华民族在长期生产生活实践中，在与疾病作斗争中逐步形成并不断丰富发展的医学科学，是中国古代科学的瑰宝，为中华民族的繁衍昌盛作出了巨大贡献，对世界文明进步产生了积极影响。时至今日，中医学作为我国医学的特色和重要医药卫生资源，与西医学相互补充、相互促进、协调发展，共同担负着维护和促进人民健康的任务，已成为我国医药卫生事业的重要特征和显著优势。

中医药古籍在存世的中华古籍中占有相当重要的比重，不仅是中医学术传承数千年最为重要的知识载体，也是中医为中华民族繁衍昌盛发挥重要作用的历史见证。中医药典籍不仅承载着中医的学术经验，而且蕴含着中华民族优秀的思想文化，凝聚着中华民族的聪明智慧，是祖先留给我们的宝贵物质财富和精神财富。加强对中医药古籍的保护与利用，既是中医学发展的需要，也是传承中华文化的迫切要求，更是历史赋予我们的责任。

2010 年，国家中医药管理局启动了中医药古籍保护与利用能力建设项目。这既是传承中医药的重要工程，也是弘扬优秀民族文化的重要举措，不仅能够全面推进中医药的有效继承和创新发展，为维护人民健康作出贡献，也能够彰显中华民族的璀璨文化，为实现中华民族伟大复兴的中国梦作出贡献。

相信这项工作一定能造福当今，嘉惠后世，福泽绵长。

国家卫生和计划生育委员会副主任

国家中医药管理局局长

中华中医药学会会长

王国强

二〇一四年十二月

马 序

新中国成立以来，党和国家高度重视中医药事业发展，重视古籍的保护、整理和研究工作。自 1958 年始，国务院先后成立了三届古籍整理出版规划小组，分别由齐燕铭、李一氓、匡亚明担任组长，主持制定了《整理和出版古籍十年规划（1962—1972）》《古籍整理出版规划（1982—1990）》《中国古籍整理出版十年规划和"八五"计划（1991—2000）》等，而第三次规划中医药古籍整理即纳入其中。1982 年 9 月，卫生部下发《1982—1990 年中医古籍整理出版规划》，1983 年 1 月，中医古籍整理出版办公室正式成立，保证了中医古籍整理出版规划的实施。2002 年 2 月，《国家古籍整理出版"十五"（2001—2005）重点规划》经新闻出版署和全国古籍整理出版规划领导小组批准，颁布实施。其后，又陆续制定了国家古籍整理出版"十一五"和"十二五"重点规划。国家财政多次立项支持中国中医科学院开展针对性中医药古籍抢救保护工作，文化部在中国中医科学院图书馆专门设立全国唯一的行业古籍保护中心，国家先后投入中医药古籍保护专项经费超过 3000 万元，影印抢救濒危珍、善、孤本中医古籍1640余种，开展了海外中医古籍目录调研和孤本回归工作。2010年，国家财政部、国家中医药管理局安排国家公共卫生专项资金，设立了"中医药古籍保护与利用能力建设项目"，这是继1982～1986年第一批、第二批重要中医药古籍整理之后的又一次大规模古籍整理工程，重点整理新中国成立后未曾出版的重要古籍，目标是形成并普及规范的通行本、传世本。

为保证项目的顺利实施，项目组特别成立了专家组，承担咨询和技术指导，以及古籍出版之前的审定工作。专家组中的许多成员虽逾古稀之年，但老骥伏枥，孜孜不倦，不仅对项目进行宏观指导和质量把关，更重要的是通过古籍整理，以老带新，言传身教，培养一批中医药古籍整理研究的后备人才，促进了中医药古籍保护和研究机构建设，全面提升了我国中医药古籍保护与利用能力。

作为项目组顾问之一，我深感中医药古籍保护、抢救与整理工作的重要性和紧迫性，也深知传承中医药古籍整理经验任重而道远。令人欣慰的是，在项目实施过程中，我看到了老中青三代的紧密衔接，看到了大家的坚持和努力，看到了年轻一代的成长。相信中医药古籍整理工作的将来会越来越好，中医药学的发展会越来越好。

欣喜之余，以是为序。

中国中医科学院研究员

马继兴

二〇一四年十二月

校注说明

一、作者生平事略

《扁鹊心书》宋·窦材辑，清·胡珏参论。窦材，南宋人，约生于公元11世纪中后叶，今河北省正定人氏。窦材世祖隶传于医学，内舍相传。早年习张仲景、王叔和、孙思邈、孙兆、初虞世、朱肱之书，后师关中名医，潜心研究《黄帝内经》，并在实践中加以应用。窦氏在五十余年的临床实践中积累了丰富的经验，并集先师所授之法著成《扁鹊心书》，全书三卷，另有《神方》一卷。其所论皆本乎《黄帝内经》，集中反映了窦氏以脾肾为本，固护阳气，大病宜灸的学术思想和诊疗经验，是中医学发展史上一部学术价值较高的综合性医学著作。胡珏，字念庵，清代浙江钱塘县人。胡氏精通医理，于古今方论颇有心得，参订窦材《扁鹊心书》刊刻于世。

二、版本简况

《扁鹊心书》成书于南宋绍兴十六年（1146），《扁鹊心书·跋》载"《扁鹊心书》三卷及《神方》一卷，宋绍兴中开州巡检窦材所集录，已尝锓板行世，而岁久湮没，人间少有见者"，可见原刊刻的本子都散佚了，少有流传。及至清代胡念庵得《扁鹊心书》，诧为奇书秘册，后其子胡道周与当时名医王琦重刊此书，然王琦却发现"书中有河间、丹溪遗诮后世之语，又钟乳粉方下訾丹溪'多服发渴淋'之说为谬，又言制法见时珍《本草》，何缘举元明人之书而及之，其为后人增益无疑，兼知是编非窦氏原本矣"，故知此本亦非窦氏原书。目前所见多为清代胡念庵参论，医家王琦于乾隆三十年（1765）重校刊行的版本，也是现存最早的刊本。另有清乾隆刻本青莲书屋藏板、清乾隆三十二年宝笏楼刻本、清刻本上洋江左书林藏板、清光绪七年上海王氏刻本、中华民国时期上海千顷堂刻本等。

三、校注方法

本次校注以湖南图书馆馆藏的清乾隆三十年刻本为底本，浙江图书馆馆藏的清乾隆三十二年宝笏楼刻本《医林指月》丛刊（简称"宝笏楼刻本"）为主校本，国家图书馆馆藏的清乾隆刻本青莲书屋藏板（简称"青莲书屋本"）、国家图书馆馆藏上洋江左书林藏板（简称"上洋江左书林本"）、上海中医药大学图书馆馆藏清光绪七年上海王氏刻本（简称"光绪七年本"）、浙江衢州三余堂藏板（简称"三余堂本"）等为参校本。校注原则如下：

1. 校勘采取"四校"（对校、本校、他校、理校）综合运用的方法，以对校、他校为主，辅以本校，理校则慎用之。

2. 底本与校本文字不一，若显系底本错讹而校本正确者，则据校本改正或增删并出注记；如属校本有误而底本不误者，则不校注；若难以肯定何者为是，但以校本文义较胜而有一定参考价值，或两者文字均有可取需要并存者，则出注记，说明互异之处，但不改动底本原文。

3. 对生僻字注明读音，采取拼音和直音相结合的方法。

4. 对费解的字和词、成语、典故等，于首见处予以训释，后出者则不重复出注。

5. 书中的通假字，于首见处出校。

6. 全书添加现行的标点符号。文中涉及书名或书名简称一律加书名号；经典文献仅引篇名也用书名号，书名与篇名间用隔点隔开。

7. 原书引用他人论述，特别是引用古代文献，每有剪裁省略，凡不失原义者，一般不据他书改动原文；若引文与原义有悖者，则予以校勘。

8. 原书为繁体竖排，现改为简体横排，故凡指方位的"右""左"，均相应地径改为"上""下"。

9. 繁体字、异体字、古今字、俗字直接改为通行简化字，不出校记。例如"闢"改"辟"，"踰"改"逾"，"喫"改"吃"，"麤"改"粗"，"癰"改"痈"，"鬱"改"郁"，"癡"改"痴"，"甦"改"苏"，"牀"改"床"，"痺"改"痹"等。

10. 不规范中药名以规范名改，如"蜜蒙花"改"密蒙花"，"白微"改"白薇"，"兔丝子"改"菟丝子"等，不出校记。

11. 原书目录较紊乱，体例不一，与正文出入较大，依次根据正文重新整理。

12. 漫漶者按字数以虚阙号"□"一一补入。

序

　　《灵》《素》为医家正传，后世张仲景、王叔和、孙思邈、孙兆①、初虞世②、朱肱③皆不师《内经》，惟采本草诸书，各以己见，自成一家之技，治小疾则可，治大病不效矣。王叔和、朱肱乌可与仲景同列？若云仲景不师《内经》，试观《伤寒》《金匮》二书，不本《灵》《素》之旨，宁有如是精深之论乎？至皇甫士安④、巢元方、王冰等，虽学《素问》，而不得方学之传，亦依前六子方法而行。此书从古至今，未得通行。余业医四世，皆得此法之力，而人世未深信，故难梓行⑤。余初学医，尽博六子之书，以为医之理尽矣。然调治小疾⑥百发百中，临大病百无二三，每怅⑦己术之不精也。后遇关中老医，叩余所学，笑曰：汝学非是岐黄正派，特小技尔。只能调小疴，俟其自愈，岂能起大病哉！

---

　　①　孙兆：今河南孟阳人。其父为尚药奉御孙用和，其弟孙奇，皆为当时名医。著有《伤寒方》《伤寒脉诀》，修订林亿、高保衡等校补的《黄帝内经素问》，名为《重广补注黄帝内经素问》。

　　②　初虞世：字和甫，居于灵泉山（今河南襄城）。深研《素问》《难经》，著《古今录验养生必用方》，简称《养生必用方》《初虞世方》。另有《尊生要诀》。二书均佚。

　　③　朱肱：字翼中，号大隐先生、大隐翁，浙江吴兴人。醉心《伤寒论》之研究，先著成《伤寒百问》3卷，后更名《南阳活人书》（20卷）。

　　④　皇甫士安：皇甫谧（215—282），幼名静，字士安，自号玄晏先生，魏晋著名针灸学家，编撰《针灸甲乙经》《历代帝王世纪》《高士传》《逸士传》《列女传》《元晏先生集》等书，在医学史和文学史上都负有盛名。

　　⑤　梓（zǐ子）行：出版发行。梓：木头雕刻成印刷用的木板。

　　⑥　疾：青莲书屋本作"疴"。

　　⑦　怅：失意，不痛快。

余即从而师之三年，师以法授我，反复参详，遂与《内经》合旨，由兹问世，百发百中，再观六子书，真儿戏耳。但师授固简而当，意欲梓行，恐有未尽，遂将追随先师所历之法，与己四十余稔①之所治验，集成医流正道，以救万世夭枉②。后人得此，苟能日夜勤求，自能洞贯其理，以见余言非谬。至若贤良忠正，孝子仁人，再为广布，俾天下后世，上可以救君亲，下可以济斯民。余因恐遭天谴，不敢自私，刊刻流传，愿仁者勿拘成见而屑视之，斯幸矣。

宋绍兴十六年③武翼郎前开州巡检窦材谨序

细观此叙，前后语意不相联属，似非通人之语，疑是后人伪作

---

① 稔（rěn 忍）：年。《广雅·释访》："稔，年也。"
② 夭枉：短命早死。
③ 宋绍兴十六年：公元 1146 年。

奏玉帝青辞①

维②大宋绍兴十六年丙寅月，武翼郎臣窦材奏启玉皇上帝玉陛下：

臣闻上天好生而恶死，下民畏死而贪生。上天虽云恶杀，但示劝惩于下民，非其人而杀之者有之；下民虽曰贪生，但归生死于天命，而致枉死者有之。皇天悯下民之疾苦，故假神农、黄帝、岐伯、雷公、扁鹊、俞跗等以立医教，救人灾病。历世绵远，屡遭兵火，其神书散亡，仅存者《灵枢》《素问》而已，虽不尽传宗派，是亦能救人疾苦，保人性命，但少洞彻脏腑、刳③肠、涤髓之神耳。果能参悟《灵》《素》，自然洞见脏腑，至于刳肠涤髓，乃后世法之巧而用之神。惜乎此书无传，谅亦不过一技术之妙，岂如《灵》《素》之贯天人，晰隐显，大无不包，细无不入，为万世理道之神书，救人之秘典哉！后世仲景采《内经》外感风寒之旨，附以己见，定立方法，及采杂证七十余条，集为《伤寒》《金匮》。后之学者，咸遵守莫敢移易。殊不知伤寒既有多证，《内经》自然该④载，何必牵扯种种杂病以为伤寒，误人不少。果能遵循仲景之法，岂有误人？惟后学不明其旨，妄为注解，各执己见，未免穿凿，希冀立名，遗诮后世，将为仲景之功臣，实为仲景之罪人。千百年来，明伤寒法者有几

---

① 青辞：又称"青词"。道士上奏天庭或征召神将的符箓。用朱笔书写在青藤纸上，故称。

② 维：文言助词，用于句首或句中。

③ 刳（kū 哭）：从中间剖开再挖空。

④ 该：包含。

人哉？嗣后叔和、思邈又附益之，障蔽圣经，遗讹后世，且《经》云伤寒为病身热，热虽甚不死。论中风曰，中五脏腧穴，则为偏风；论水胀曰，因气为肿；论厉风曰，地之湿气，感则害人皮肉筋脉。如此言之，其旨深，其意广，后之人欲移难就易，妄为穿凿。且举伤寒之证，真邪相传，真气盛则病愈，邪气盛则病死；阳证无死人之理，阴证害人甚速，须加灸艾，方保无虞。仲景立许多承气汤，使后人错用，致寒凉杀人于顷刻也。三承气汤恶能害人？后学不明阴阳承制之道，而妄用承气者害之耳，于仲景何尤①！臣因母病，用仲景之法不效，遂成不救，痛心疾首，精究《内经》，又得皇天默授，经历十年方得灵验。凡一切大病小疾，只以此法，触类引伸，效如影响。臣苦志五十余年，悟得救人秘法已十余年矣。向②因薄宦③，奔走四方，今年过不逾，常虑身填沟壑④，其书失传，遂欲考订发梓，伏望皇天后土，特加慈悯，保生民于仁寿之域，俾其书万世通流，臣虽死无憾。设有一言不实，甘受天殃。若此书果益于后世，伏望神天护佑，以广其传。设此重誓，以质上帝，则其立心切于天下后世可知。学者不可谓偏于从热而忽视之，以负先生一片救世婆心。臣诚惶诚恐，冒罪以闻。

---

① 尤：过失，罪过。
② 向：从来，向来。
③ 薄宦：卑微的官职。有时用为谦辞。
④ 身填沟壑：人死后埋于土沟下。

进医书表

　　臣闻医家正道，《内经》为真，《内经》言病最详，而无治病之法，故黄帝又与岐伯撰出《灵枢》，实为医门所最急者也。嗣后，秦越人依《内经》旨趣而演《八十一难》《九针》之说，晋·皇甫士安采《灵枢》之旨，撰《甲乙经》十卷，隋巢元方摘《灵》《素》绪余，注《内经》，又撰《病原》三十卷；唐·王冰抉《灵》《素》之旨，注《内经》，撰《天元玉历》。以上诸子皆有著作，悉师《灵》《素》，去古法不远。而汉张仲景不师《内经》，惟采《本草》《汤液》，著《金匮玉函》十卷，撰《伤寒论》十卷。晋王叔和又赘其说，唐孙思邈采本草药性，集成《千金方》三十卷，《玉函经》五十卷，和附仲景。重重著述，皆宗此意。废去针灸及丹附大药，尽用草木小药盛行汤剂，以之理小疾则生，治大病则百无一活，至千百世，误死天下苍生。《伤寒》《金匮》之书，辨六气之环转，析神机之出入，阴阳消长之妙，虚实递更之变，首尾贯通，丝丝入扣。至于在经俞而用针，起陷下而用灸，并观其自叙，可谓神于师《内经》者矣。谓仲景不师《内经》，废弃针灸，不亦冤乎！至若叔和、思邈，俱一代之明医，亦未宜深贬，后学当细心辨之。伏念①臣河朔真定之寒士，焉敢善善②揭前辈之过？但臣世祖隶传于医学，内舍相传，亦以《千金》、仲景等方小试果效，用临大证心窃有疑。后得上天裨我此书，更参《内经》，百发百中，始信医有回天之功也。

---

① 伏念：退而自省。
② 善善：轻易，随便。

所谓大病者，一伤寒，二阴疽内蚀，三虚劳痰火，四中风，五水肿，六臌胀，七脾泄暴注，八尸厥，九久痢，十脾疟，十一喉痹，十二男女骨蒸劳热，十三小儿急慢惊风，十四痘疹黑斑缩陷。至于胎前产后百十种必死大证，世人莫能救疗，束手待毙，良可哀哉！臣于此处消息五十余年，乃见正道，自古扁鹊、俞跗、仓公、华佗，皆此书也，惜不广传于后世。臣今尽传此法于人，以救苍生夭横①，伏乞陛下，大展圣裁，悯诸末世，将此书颁行天下，试之有验，臣死无憾。若试之不效，即置臣于法，以彰诳君之罪。臣诚惶诚恐，稽手顿首，冒死以闻。

张师固不可毁，而王、孙亦不可辟。夫先生之书固创出前贤，然先须根底于《素问》《灵枢》，致力于仲景、思邈，更充之以先生之法，其于大疾沉疴，自然游刃有余矣。无如②叔世③衰漓④，祇知耳食⑤，性喜寒凉，畏恶针灸，稍一谈及，俱摇头咋舌，甘死不受。是以先生之道难明，而先生之法不能行于斯世斯民也。予欲以代之方，思惟⑥数载，终无妙法。先生倘以宿昔济世仁心神感于予，使予应心得手，再为广布，以传不朽，谅先生在天之灵，亦应许可。

古月老人胡珏谨识

---

① 夭横：意外夭亡。夭：未成年的人死去。横：意外的，不寻常的。

② 无如：无可奈何。

③ 叔世：犹末世。衰乱的时代。《左传·昭公六年》："三辟之兴，皆叔世也。"

④ 衰漓：衰败漓薄。

⑤ 耳食：轻信传闻。

⑥ 思惟：思维，思考。

目 录

神 方

卷　上

当明经络

谚云：学医不知经络，开口动手便错。盖经络不明，无以识病证之根源，究阴阳之传变。如伤寒三阴三阳，皆有部署，百病十二经脉可定死生。既讲明其经络，然后用药径达其处，方能奏效。昔人望而知病者，不过熟其经络故也。俗传遇长桑君①，授以怀中药，饮以上池之水②，能洞见脏腑，此虚言耳。今人不明经络，止读药性病机，故无能别病所在。漫将药试，偶对稍愈，便尔居功，况亦未必全愈；若一不对，反生他病，此皆不知经络故也。近世时医失口言经络部位乃外科治毒要法，方脉何藉于此？嗟嗟③！经络不明，何以知阴阳之交接，脏腑之递更，疾病情因从何审察？夫经络为识病之要道，尚不肯讲求，焉望其宗主《内经》，研究《伤寒》，识血气之生始，知荣卫之循行？阴阳根中根外之理不明，神机或出或入之道不识，师徒授受唯一《明医指掌》④《药性歌括》⑤，以为熟此尽可通行，用药误人全然不辨。或遇明医，枝梧⑥扯拽⑦，更将时事俗情乱其理谈，常恐露出马脚，唯一周旋承奉。彼明理人焉肯作恶，只得挽回数言，以盖其误。如此时医，诚为可耻。

---

①　长桑君：战国时神医。传说以禁方传扁鹊，又出药使扁鹊饮服，扁鹊视病尽见五脏癥结，遂以精通医术闻名当世。详见《史记·扁鹊仓公列传》。

②　上池之水：指凌空承取或取之于竹木上的雨露，后用之以名佳水。

③　嗟（jiē接）嗟：叹词。表示感慨。

④　明医指掌：为综合性医书。内共十卷，明·皇甫中撰著。

⑤　药性歌括：即《药性歌括四百味》，为明代医家龚廷贤所著。

⑥　枝梧：犹支吾。说话含混躲闪。

⑦　扯拽：胡扯。

须识扶阳

道家以消尽阴翳，炼就纯阳，方得转凡成圣，霞举飞升。故云：阳精若壮千年寿，阴气如强必毙伤。又云：阴气未消终是死，阳精若在必长生。故为医者，要知保扶阳气为本。人至晚年阳气衰，故手足不暖，下元虚惫，动作艰难。盖人有一息气在则不死，气者阳所生也，故阳气尽必死。人于无病时，常灸关元、气海、命关、中脘，更服保元丹、保命延寿丹，虽未得长生，亦可保百余年寿矣。今人只是爱趋死路，动云我有火病，难服热药。所延之医，悉皆趋承附和，不言上焦有火，即云中下积热，及至委顿①，亦不知变迁。或遇明眼之医，略启扶阳之论，不觉彼此摇头，左右顾盼，不待书方而已有不服之意矣。生今之世，思欲展抱负，施姜附尚且难入，而丹药、灼艾之说，断乎其不可行也。

住世之法

绍兴间刘武军中步卒②王超者，本太原人，后入重湖③为盗，曾遇异人，授以黄白住世之法④，年至九十，精彩腴润。辛卯年间，岳阳民家多受其害，能日淫十女不衰。后被擒临刑，监官问曰：汝有异术，信⑤乎？曰无也，惟火力耳。每夏秋之交，即灼关元千炷，久久不畏寒暑，累日不饥。至今脐下一块，如火之暖。岂不闻土成砖，木成炭，千年不朽，皆火之力也。

---

① 委顿：疲乏困顿。
② 步卒：徒步作战的士兵。
③ 重（zhòng）湖：洞庭湖的别称。
④ 黄白住世之法：此处指道教一种延年益寿的方法。黄白：道教一种炼丹的道术。住世：谓身居现实世界。
⑤ 信：真实，不虚伪。

死后，刑官令剖其腹之暖处，得一块非肉非骨，凝然如石，即艾火之效耳。故《素问》云：年四十，阳气衰①，而起居乏；五十体重，耳目不聪明矣；六十阳气大衰，阴痿，九窍不利，上实下虚，涕泣皆出矣。夫人之真元乃一身之主宰，真气壮则人强，真气虚则人病，真气脱则人死。保命之法，灼艾第一，丹药第二，附子第三。人至三十，可三年一灸脐下三百壮；五十，可二年一灸脐下三百壮；六十，可一年一灸脐下三百壮，令人长生不老。余五十时，常灸关元五百壮，即服保命丹、延寿丹，渐至身体轻健，羡进饮食。六十三时，因忧怒，忽见死脉于左手寸部，十九动而一止，乃灸关元、命门各五百壮。五十日后，死脉不复见矣。每年常如此灸，遂得老年康健。乃为歌曰：一年辛苦惟三百，灸取关元功力多，健体轻身无病患，彭籛②寿算更如何。先生三法实为保命之要诀，然上策人多畏惧而不肯行；中策古今痛扫，视为险途；若下策用之早而得其当，亦可十救其五。予遵行历年，不无有效有否。效则人云偶中，否则谤讟蜂起，此非姜附之过，乃予热肠之所招也。吾徒不可以此而退缩不前，视人之将死可救而莫之救也。

大病宜灸

医之治病用灸，如做饭需薪，今人不能治大病，良③由不知针艾故也。世有百余种大病，不用灸艾、丹药，如何救得性命，劫得病回？如伤寒、疽疮、痨瘵、中风、肿胀、泄泻、久痢、喉痹、小儿急慢惊风、痘疹黑陷等证。若灸迟，真气已脱，虽灸亦无用矣；若能早灸，自然阳气不绝，性命坚牢。又世俗

---

① 阳气衰：《素问·阴阳应象大论篇》作"阴气衰"。
② 彭籛（jiān 兼）：即彭祖。《神仙传》："彭祖姓籛，名铿。"
③ 良：诚然，的确。

用灸，不过三五十壮，殊不知去小疾则愈，驻命根则难。故《铜人针灸图经》云：凡大病宜灸脐下五百壮，补接真气，即此法也。若去风邪四肢小疾，不过三五七壮而已。仲景毁灸法云：火气虽微，内攻有力，焦骨伤筋，血难复也。余观亘古迄今，何尝有灸伤筋骨而死者！彼盖不知灸法之妙故尔。《灵枢》论虚而至陷下，温补无功，借冰台①以起陷下之阳耳。若仲景所言微数之脉，慎不可灸。脉而至于微矣，似有似无，则真阳已漓；又至于数矣，则真阴已竭；阴阳漓竭，灸亦无益。但有炎焰而无温存，宁不焦骨伤筋而血难复？非毁灸也。孙思邈早年亦毁灸法，逮晚年方信，乃曰：火灸，大有奇功。昔曹操患头风，华佗针之，应手而愈。后佗死复发，若于针处灸五十壮，永不再发。或曰：人之皮肉最嫩，五百之壮，岂不焦枯皮肉乎？曰：否。已死之人，灸二三十壮，其肉便焦，无血荣养故也。若真气未脱之人，自然气血流行，荣卫环绕，虽灸千壮，何焦烂之有哉？故治病必先别其死生，若真气已脱，虽灸亦无用矣。唯是膏粱之人，不能忍耐痛楚，当服睡圣散，即昏不知痛。其睡圣散余自用灸膝神效，放心服之，断不误人。

以救己之心，推以救人。所谓见身说法，其言诚真，其心诚切，其论诚千古不磨之论，无如天下之不信何！

三世扁鹊

医门得岐黄血脉者，扁鹊一人而已。扁鹊，黄帝时人，授黄帝《太乙神明论》，著《五色脉诊》《三世病源》，后淳于意、华佗所受者是也。第二扁鹊，战国时人，姓秦名越人，齐内都人，采《内经》之书，撰《八十一难》，慨正法得传者少，每以扁鹊自比，谓医之正派，我独得传，乃扁鹊再出也，故自号

---

① 冰台：艾草别名。《尔雅·释草》："艾，冰台。"

扁鹊。第三扁鹊，大宋窦材是也。余学《素问》《灵枢》，得黄帝心法，革古今医人大弊，保天下苍生性命，常以扁鹊自任，非敢妄拟古人，盖亦有所征焉。尝因路过衢州野店，见一妇人遍身浮肿，露地而坐。余曰：何不在门内坐？妇曰：昨日蒙土地告我，明日有扁鹊过此，可求治病，我故于此候之。余曰：汝若听我，我当救汝。妇曰：汝非医人，安能治病？余曰：我虽非医，然得扁鹊真传，有奇方，故神预告汝。遂与保命延寿丹十粒服之，夜间小便约去二升，五更觉饥。二次又服十五粒，点左命关穴，灸二百壮。五日后，大便下白脓五七块，半月全安。妇曰：真扁鹊再生也。予治数人患此症者，浮肿、喘急、卧难着席，浆粥俱不入矣，既无丹药亦不肯灸，只用重剂姜附十余帖，而形体复旧，饮食如常，可知人能信用温化，即不灸亦有生机。想扁鹊独倚其才，旁游列国，为同道刺死；华佗亦不传其法，为人谮[1]死。皆因秘而不发，招人之忌耳。余将心法尽传于世，凡我同心肯学正传，不妨亦以扁鹊自命可也。舜何人哉，予何人哉，有为者亦若是。

时医三错

凡阴疽及鬼邪着人，或两眼内障，此三法皆出《内经》。其疮疽本于肾虚，为阴所着，寒邪滞经，依附于骨，故烂入筋，害人性命。其法必大补肾气，壮阳消阴，土得阳气，自生肌肉，则元气周流不侵骨髓矣。今则附入外科，庸医不知，反用败毒凉药，致元气虚惫而死者，多矣。亲见一妇人患伏兔阴疽，形扁色白，大如覆盂，延一艮山门疡医，连用清火败毒药四剂，不待脓溃，一泻而死。

鬼邪着人者，皆由阴盛阳虚。鬼能依附阴气，故易而成病。

---

① 谮（zèn 怎）：说别人的坏话。《公羊传·左公元年》："夫人谮公于齐侯。"

若阳光盛者，焉敢近之？治法大补元气加以育神，则鬼邪自然离体。病家不知，专求符箓①，此等外道决无灵验。或假手庸医，认为燥火，投以凉药，或清热化痰，致人枉死，良可悲哉！

世俗于轻浅小疾皆事巫祝，况鬼祟为殃肯舍巫箓乎！加之医用寒凉，故尔愈者不易。

眼生内障由于脾肾两虚，阳光不振耳。故光之短主于脾，视物不明主乎肾。法当温补脾肾，壮阳光以消阴翳，则目明矣。今则另立眼科以成一家之技，只用凉剂，冰损元阳，致脾肾虚衰而死。殊不知一切病证皆有《内经》正法，后人分立十三科妄名，是以识见小者，专习一科，成一偏之见，譬之大海中认一浮沤②，综理未贯，动即伤生，悲哉！予目睹京中来一太医院官陈某，自衒③能开瞽④目，专以冷水冰伏，又以寒膏内陷。其人本领⑤实而火重者见效亦捷；若本弱元亏者，无不阴受其害。斜桥一盐贩之妻服膏半盏，腹即疞⑥痛，其夫强之服尽，大吐而毙。其夫一时惶急，从楼窗跃出街心，哭叫：陈太医药杀我妇！百种辱骂累及祖先，闻者无不寒心。笔此以见寒凉误人，并信耳不信目之戒。

忌用转下

《内经》并无转下之说，止言发散，又止言辛甘发散为阳。辛温之药，达表则自然汗散，攻里则自然开通。据先生之论，谓辛

---

① 符箓：道士巫师所画的一种图形或线条，相传可以役鬼神，辟病邪。
② 浮沤（fúōu 服欧）：指水面上的泡沫。因其易生易灭，常比喻变化无常的世事和短暂的生命。
③ 衒（xuàn 炫）：同"炫"。指夸耀、卖弄、自夸。
④ 瞽（gǔ 鼓）：瞎眼。
⑤ 本领：本源，根本。
⑥ 疞（jiǎo 绞）：症状名，指腹中急痛。《说文字》："疞，腹中急痛也。"

甘发散为阳，故表邪解而里自和，非辛甘能攻里也，后人当活看。非若寒苦之药，动人脏腑，泄人元气也。夫巴豆、硝黄之类能直穿脏腑，非大积大聚、元气壮实者，不敢轻用。今之庸医不问虚实，动辄便行转下，以泄六腑各气，转生他证。重则脾胃渐衰，不进饮食，肌肉消瘦而死。又俗云：春行夏补，至秋时须服通行药数剂，以泄夏月积热，此语甚讹。俗医惯将此数语印人耳目，夫《内经》四时调养生长收藏之道，与春夏养阳、秋冬养阴之法，何等圆活，而愚人执守一说，不肯精求《灵》《素》，良可慨也！夫热在内，自然从五脏六腑及大小便中泄出。若以凉药泄热，吾恐热气未去一分，而元气已衰九分。尝观服转药一剂，则有五七日饮食脾胃不能复旧。况乎三焦暖热方能腐熟水谷，若一刻无火则肌肤冰冷，阳气脱尽而死矣。故《内经》止有沉寒痼冷之论，未有积热纯阳之说。纵然积热为病，一服转下便可解救。若阴寒为病，则四肢逆冷，死在须臾。古人立法，若狂言妄语、逾垣①上屋诸大热证，亦要论其大便如何，数日不出者，有燥屎也，方下之。若大便如常，即不可下。狂言妄语、逾垣上屋，自是热证。然有一种面青脉急，或面黑脉微、手足厥冷者，又属阴证。此系无附之阳，必死之证，若治之早或有生者。今人于并无以上热证，而亦概用寒凉转下，必欲尽去其热，吾不知将以何为生气，夫人身无热则阳气尽矣。此河间、丹溪遗讹后世，业医者不可以不察此弊也。

禁戒寒凉

夫四百八病，大约热者居多，寒者最少。无怪乎河间论火，丹溪之补阴也。但泥二子之书而不考究《内经》，堕于偏颇，害

---

① 逾垣（yúyuán 于园）：翻越墙头。

人特甚。盖热病属阳，阳邪易散易治，不死。冷病属阴，阴邪易伏，故令人不觉，久则变为虚寒，侵蚀脏腑而死。初起不觉之证，最能害人，往往轻忽之，而一变致死者不少。况人身之火多亦是当然，天之六气，火居其二。今之庸医执壮火食气之说，《内经》壮火食气之说，犹炎暑盛而人气乏，相火炽而真元伤，非凉药之治，亦非热药之谓，马元台①不察此理，妄为注释，遗讹后学不浅。溺于滋阴苦寒之剂，殊不知邪之中人，元气盛则能当之，乃以凉药冰脱，反泄元气，是助贼害主也。夫凉药不知害了多少人。若元气稍虚者，无不被凉药冰败而死，脾胃有伤，焉望其生？如人饮热汤及炙煿②之物，从龆③至毛，断无损人之理。《内经》言膏粱之变，止发痈疽。况膏粱发疽者，百无一二。故知热之养人，时刻不可缺也。若以冷水饮入，不须三日，即为腹疼泄泻，脾虚胃败矣。故燧人立法，食必用火，万代苍生得以活命。俗医大用凉剂，譬于饮入冷水，阴害黎民，良可慨也。不见当今医家，祸及子孙甚至灭门绝后，皆学术不精之报也。医者观此切须猛省，误用凉药之害真实不爽，予见近代时医专用温平者，或延一息，终见陵替④。专以寒凉攻伐，夭札⑤人命者，诚未见其有后也。

要知缓急

夫病有浅深，治有缓急。体认病情，而用药缓急合当，乃医家第一

---

① 马元台：马莳，明代著名医家，字仲化，会稽人。著有《黄帝内经素问注证发微》《黄帝内经灵枢注证发微》二书。

② 炙煿（bó博）：油炸菜肴。

③ 龆（tiáo条）：儿童换牙，此处引申为儿童。《韩诗外传》卷一："男八月生齿，八岁而龆齿，十六而精化小通。"

④ 陵替：衰败。

⑤ 夭札：原指遭疫病而早死。

要着。若急病而用缓药，是养杀人也；缓病而用急药，是逼杀人也。庸医遇病，不能必其何名①，亦不能必其当用何药，概以温平试之。若缓病尚可，设遇大病则为误不小，故名养杀人；若缓病投以急药，是欲速其效，殊不知攻急则变生，所谓逼杀人也。二者之误，今世医家比比，胆怯者蹈养杀之弊，心粗者逞逼杀之害。医本生人，乃为杀薮②，悲哉！余观京师名医吕实者，亦熟此法，但不早用，惟先用温平药调治，及至危笃，方议灼艾丹附等事，多不效，乃曰：此天命也。殊不知救挽已迟，脏气败绝，虽灵丹妙药，无能为矣。余亲见彼治一伤寒第五日，昏睡谵语，六脉洪大，以为胃中有热，以承气下之，四更即死矣。六脉之大，非洪也，乃阳气将脱，故见此耳。治以下药，更虚其阴，则阳无所附而死速矣。若先于脐下灸三百壮，固住脾肾之气；内服保元丹、敛阳丹，饮姜附汤，过三日，自然汗出而愈。余治一伤寒，亦昏睡妄语，六脉弦大，余曰脉大而昏睡，定非实热，乃脉随气奔也，强为之治。先生真仁人也，强治之心，余颇有之，第以人不我信，且又碍于言讷③而不肯为，究非真行仁术之人，常以此自愧。用烈火灸关元穴，初灸病人觉痛，至七十壮遂昏睡不疼，灸至三鼓，病人开眼，思饮食，令服姜附汤。至三日后，方得元气来复，大汗而解。今时姑息成风，灸法难行，余尝叹曰：人参虽救命之品，姜附尤有回阳之功，无如世人不识，俗医痛扫，良可慨也。余思前证，少阴病也。发昏谵语，全似阳证，若时投以承气，岂得不死？故耳聋不呻吟，身生赤黑靥，十指冷至脚面，身重如山，口多痰唾，时发躁热者，皆少阴证也。仲景以耳聋系之少阳，谵语归

① 名：青莲书屋本、三余堂本、上洋江左书林本均作"症"。

② 薮（sǒu 擞）：原指人或物聚集的地方，此处引申为渊源，本源。

③ 讷（nè）：语言迟钝，口齿笨拙。

之阳明，用柴胡承气辈误人不少。夫但知少阳脉循胁络耳，却不思耳窍属肾，以耳聋归少阳，此仲景所未到之处也。耳聋仲景作宗气虚论，未尝归少阳。至于谵语，论中言神气虚者多，若阳明证中不过数条而已，先生故加贬驳，未免有意索瘢①。

五等虚实

凡看病要审元气虚实，实者不药自愈，虚者即当服药，灸关元穴以固性命。若以温平药，亦难取效，淹延时日，渐成大病。温平之药，近世所尚，旁人称其稳当，医士习于两歧，及至变成大病，惶急错投，误而又误。总由识见不真，遂尔因循贻害。虚病多般，大略分为五种，有平气、微虚、甚虚、将脱、已脱之别。平气者，邪气与元气相等，正可敌邪，只以温平药调理，缓缓而愈，如补中益气、小柴胡、八物汤是也。微虚者，邪气旺，正气不能敌之，须服辛温散邪之药，当补助元气，使邪气易伏，宜荜澄茄散、全真丹、来复丹、理中丸、姜附汤之类是也。甚虚者，元气大衰则成大病，须用辛热之药，厚味之剂，大助元阳，不暇攻病也。《经》云：形不足者，温之以气，精不足者，补之以味，即官桂、附子、鹿茸、河车之类是也。将脱者，元气将脱也，尚有丝毫元气未尽，惟六脉尚有些小胃气，命若悬丝，生死立待，此际非寻常药饵所能救，须灸气海、丹田、关元各三百壮，固其脾肾。夫脾为五脏之母，肾为一身之根。故伤寒必诊太溪、冲阳二脉者，即脾肾根本之脉也。此脉若存则人不死，故尚可灸，内服保元丹、独骸大丹、保命延寿丹，或可保其性命。单顾脾肾，乃先生学力大有根柢②之论，盖肾为先天之原，脾为后天之

---

① 索瘢：寻求瑕疵。

② 相柢（dǐ 底）：比喻事物的根基，基础。

本，资生资始，莫不由兹，故病虽甚而二脉中有一脉未散，扶之尚可延生。若已脱则真气已漓，脉无胃气，虽灸千壮，亦无用矣。此五种证当于平时细心探讨，自然随机应变不致差讹。近世之医多尚寒凉，专行克伐，致使平气变虚，虚证变脱，及至三焦失运，神气改常，出入道乖，升降机息，而犹执邪气未尽，火热未除之说，朝凉暮削，不死不休，良可悲痛！

黄帝灸法

男妇虚劳，灸脐下三百壮。

男妇水肿，灸脐下五百壮。

阴疽骨蚀，灸脐下三百壮。

久患脾疟，灸命关五百壮。

肺伤寒，灸脐下三百壮。

气厥、尸厥，灸中脘五百壮。

缠喉风①，灸脐下三百壮。

黄黑疸，灸命关二百壮。

急慢惊风，灸中脘四百壮。

老人二便不禁，灸脐下三百壮。

老人气喘，灸脐下三百壮。

久患脚气，灸涌泉穴五十壮。

产后血晕，灸中脘五十壮。

暑月腹痛，灸脐下三十壮。

鬼邪着人，灸巨阙五十壮，脐下三百壮。

妇人脐下或下部出脓水，灸脐下三百壮。

妇人无故风搐发昏，灸中脘五十壮。

---

① 缠喉风：中医病证名。系指咽喉红肿疼痛，或肿疼连及胸前，项强而喉颈如蛇缠绕之状的病证。详见《圣济总录·卷一百二十二》。

久患伛偻不伸，灸脐俞一百壮。

鬼魇着人昏闷，灸前顶穴五十壮。

妇人半产，久则成虚痨水肿，急灸脐下三百壮。

死脉及恶脉见，急灸脐下五百壮。

妇人产后腹胀水肿，灸命关百壮，脐下三百壮。

肾虚面黑色，灸脐下五百壮。

呕吐不食，灸中脘五十壮。

妇人产后热不退，恐渐成痨瘵，急灸脐下三百壮。

扁鹊灸法

命关二穴在胁下宛中，举臂取之，对中脘向乳三角取之。

此穴属脾，又名食窦穴，能接脾脏真气，治三十六种脾病。凡诸病困重，尚有一毫真气，灸此穴二三百壮，能保固不死。一切大病属脾者并皆治之。盖脾为五脏之母，后天之本，属土，生长万物者也。若脾气在，虽病甚不至死，此法试之极验。

肾俞二穴在十四椎两旁各开一寸五分。

凡一切大病于此灸二三百壮。盖肾为一身之根蒂，先天之真源，本牢则不死，又治中风失音，手足不遂，大风癞疾。

三里二穴在膝眼下三寸，骱①骨外筋内宛中，举足取之。

治两目晄晄②不能视远，及腰膝沉重，行步乏力，此证须灸中脘、脐下，待灸疮发过方灸此穴，以出热气自愈。

承山二穴，在腿肚下，挺脚指取之。

治脚气重，行步少力。

---

① 骱（héng 横）：同"胻"，小腿。《素问·脉要精微论》："当病足胻肿若水状也。"王冰注："胻与骱同。"

② 晄（máng 忙）晄：原作"眮眮"，诸本同，指目不明貌。

涌泉二穴，在足心宛宛中。

治远年①脚气肿痛，或脚心连胫骨痛，或下粗腿肿，沉重少力，可灸此穴五十壮。

脑空二穴，在耳尖角上，排三指尽处。

治偏头痛，眼欲失明，灸此穴七壮自愈。

目明二穴，在口面骨二瞳子上，入发际。

治太阳连脑痛，灸三十壮。

腰腧二穴，在脊骨二十一椎下。

治久患风腰疼，灸五十壮。

前顶二穴，在鼻上，入发际三寸五分。

治巅顶痛，两眼失明。

附：窦材灸法计五十条

中风半身不遂，语言謇涩，乃肾气虚损也，灸关元五百壮。

伤寒少阴证，六脉缓大，昏睡自语，身重如山，或生黑靥，噫气，吐痰，腹胀，足指冷过节，急灸关元三百壮可保。

伤寒太阴证，身凉足冷过节，六脉弦紧，发黄紫斑，多吐涎沫，发燥热，噫气，急灸关元、命关各三百壮。伤寒惟此二证害人甚速，仲景只以舌干口燥为少阴，腹满自利为太阴，余皆归入阳证条中，故致害人。然此二证，若不早灸关元以救肾气，灸命关以固脾气，则难保性命。盖脾肾为人一身之根蒂，不可不早图也。舌干口燥乃少阴本热之证，仲景以大承气急下，但此理非身登仲景之堂者不能知，非神于仲景之法者不能用，盖火热亢盛不用承制，则燎原之害炽而生化之机息，可不畏哉！设本热假而标阴伏，误用承气立见

---

① 远年：犹多年。

危亡矣。先生灸法真保命全生之要，业医之士切须审察，不可卤莽而行之也。仲景盖以气化而用承气，若涉形脏，别有治法，不可混辟。

脑疽发背，诸般疔疮恶毒。须灸关元三百壮以保肾气。

急喉痹、颐①粗、颔肿、水谷不下，此乃胃气虚风寒客肺也，灸天突穴五十壮。穴在结喉下四寸。

虚劳咳嗽潮热，咯血吐血，六脉弦紧，此乃肾气损而欲脱也，急灸关元三百壮，内服保元丹可保性命。若服知柏归地者立死。盖苦寒重损其阳也。虚劳而致六脉弦紧，即是肾气损②脱。乃今之医治虚劳者，脉至微细急疾，尚用寒凉，真视人如草芥也，此种人不知作何结果。

水肿臌③胀，小便不通，气喘不卧，此乃脾气大损也，急灸命关二百壮，以救脾气，再灸关元三百壮，以扶肾水，自运消矣。

脾泄注下，乃脾肾气损，二三日能损人性命，亦灸命关、关元各二百壮。

休息痢下五色脓者，乃脾气损也，半月间则损人性命，亦灸命关、关元各三百壮。

霍乱吐泻，乃冷物伤胃，灸中脘五十壮，若四肢厥冷，六脉微细者，其阳欲脱也，急灸关元三百壮。

疟疾乃冷物积滞而成，不过十日、半月自愈。若延绵不绝乃成脾疟，气虚也，久则元气脱尽而死，灸中脘及左命关各百壮。

黄疸眼目及遍身皆黄，小便赤色，乃冷物伤脾所致，灸左

---

① 颐（yí 夷）：面颊、腮。

② 损：青莲书屋本、三余堂本、上洋江左书林本均作"已"。

③ 臌：原作"膨"，据医理及下文改。

命关一百壮，忌服凉药。若兼黑疸，乃房劳伤肾，再灸命关三百壮。命关当作命门。

翻胃①，食已即吐，乃饮食失节，脾气损也，灸命关三百壮。

尸厥不省人事，又名气厥，灸中脘五十壮。

风狂妄语，乃心气不足，为风邪客于包络也，先服睡圣散，灸巨阙穴七十壮，灸疮发过，再灸三里五十壮。

胁痛不止乃饮食伤脾，灸左命关一百壮。

两胁连心痛，乃恚怒伤肝脾肾三经，灸左命关二百壮，关元三百壮。

肺寒胸膈胀，时吐酸，逆气上攻，食已作饱，困倦无力，口中如含冰雪，此名冷劳，又名膏肓病。乃冷物伤肺，反服凉药，损其肺气，灸中府二穴各二百壮。

咳嗽病，因形寒饮冷，冰消肺气，灸天突穴五十壮。

久嗽不止，灸②□俞二穴各五十壮即止。若伤寒后或中年久嗽不止，恐成虚劳，当灸关元三百壮。

疠风因卧风湿地处，受其毒气，中于五脏，令人面目庞起如黑云，或遍身如锥刺，或两手顽麻，灸五脏俞穴。先灸肺俞，次心俞、脾俞，再次肝俞、肾俞，各五十壮，周而复始，病愈为度。

暑月发燥热，乃冷物伤脾胃肾气所致，灸命关二百壮；或心膈胀闷作疼，灸左命关五十壮。若作中暑服凉药即死矣。

中风病，方书灸百会、肩井、曲池、三里等穴多不效，此

---

① 翻胃：原作"番胃"，即反胃。
② 灸：此下一字原缺，据医理疑作"肺"。

非黄帝正法。灸关元五百壮，百发百中。

中风失音乃肺肾气损，金水不生，灸关元五百壮。

肠癖下血，久不止，此饮食冷物，损大肠气也，灸神阙穴三百壮。

虚劳人及老人与病后大便不通，难服利药，灸神阙一百壮自通。

小便下血，乃房事劳损肾气，灸关元二百壮。

砂石淋，诸药不效，乃肾家虚火所凝也，灸关元三百壮。

上消病，日饮水三五升，乃心肺壅热，又吃冷物，伤肺肾之气，灸关元一百壮，可以免死。或春灸气海，秋灸关元三百壮，口生津液。

中消病，多食而四肢羸瘦，困倦无力，乃脾胃肾虚也，当灸关元五百壮。

腰足不仁，行步少力，乃房劳损肾，以致骨痿，急灸关元五百壮。

昏默不省人事，饮食欲进不进，或卧或不卧，或行或不行，莫知病之所在，乃思虑太过，耗伤心血故也，灸巨阙五十壮。

脾病致黑色痿黄，饮食少进，灸左命关五十壮。或兼黧色，乃损肾也，再灸关元二百壮。

贼风入耳，口眼歪斜，随左右灸地仓穴五十壮，或二七壮。

耳轮焦枯，面色渐黑，乃肾劳也，灸关元五百壮。

中年以上之人，口干舌燥，乃肾水不生津液也，灸关元三百壮，若误服凉药，必伤脾胃而死。

中年以上之人，腰腿骨节作疼，乃肾气虚惫也，风邪所乘之证，灸关元三百壮。若服辛温除风之药，则肾水愈涸，难救。

腿臖间发赤肿，乃肾气风邪着骨，恐生附骨疽，灸关元二百壮。

老人滑肠困重，乃阳气虚脱，小便不禁，灸神阙三百壮。

老人气喘，乃肾虚气不归海，灸关元二百壮。

老人大便不禁，乃脾肾气衰，灸左命关、关元各二百壮。

两眼昏黑，欲成内障，乃脾肾气虚所致，灸关元三百壮。

瘰疬因忧郁伤肝，或食鼠涎之毒而成，于疮头上灸三七壮，以麻油润百花膏涂之，灸疮发过愈。

破伤风，牙关紧急，项背强直，灸关元穴百壮。

寒湿腰痛，灸腰俞穴五十壮。

行路忽上膝及腿如锥，乃风湿所袭，于痛处灸三十壮。

脚气少力或顽麻疼痛，灸涌泉穴五十壮。

顽癣浸淫或小儿秃疮，皆汗出入水，湿淫皮毛而致也，于生疮处隔三寸灸三壮，出黄水愈。

凡灸大人，艾炷须如莲子，底阔三分，灸二十壮后却减一分，务要紧实。若灸四肢及小儿，艾炷如苍耳子大。灸头面，艾炷如麦粒子大。其灰以鹅毛扫去，不可口吹。如癫狂人不可灸，及膏粱人怕痛者，先服睡圣散，然后灸之。一服止可灸五十壮，醒后再服、再灸。

卷　中

伤　寒

伤寒六脉浮紧，呻吟不绝，足指温者，阳也。忌服凉药，恐变为阴，害人性命。至六日发烦躁，乃阴阳换气，欲作汗也，服当归茯苓散，汗出而愈。

六脉紧大，或弦细，不呻吟，多睡，耳聋，足指冷，肢节痛，发黄，身生赤黑靥，时发噫气，皆阴也。灸关元三百壮，服金液丹、姜附汤，过十日半月，出汗而愈。若不早灸，反与凉药者，死。辨别阴阳不止于此，然熟体此二条则治伤寒证误谬亦少。其灸法虽不能遍行，若贫家无力而遇难起之病，不能备参药，勉告以灸能活命，倘肯依从，未必非仁术之一端。予每见时疫盛行之际，乡陬①死者比户，心切怜之，倘尽心力并合丹药以济之，不特己身蒙福，子孙亦必昌大。若吐逆而心下痞，灸中脘五十壮。若微微发颤者，欲作汗，服姜附汤而愈。若少年壮实之人，伤寒至五六日，发狂逾垣上屋，胃中有积热也，服大通散，轻者知母散亦愈。

伤寒四经见证

伤寒只有四经，无少阳、厥阴二经。夫寒之中人，如太阳主皮毛，故寒邪先客此经；阳明主胃，凡形寒饮冷则伤之；太阴主脾，凡饮食失节，过食寒物则伤之；少阴主肾，寒水喜归本经也。故伤寒止有四经，若少阳、厥阴主肝胆，如忧思喜怒

---

① 陬（zōu 邹）：隅，角落，《广雅》："陬，角也。"

方得伤之，寒病最少。如耳聋囊缩者，少阴也；寒热口苦，乃阳病也。此四证俱不宜用寒凉药也。言无少阳、厥阴二经，非通论也。时医见寒热口苦，耳聋胁痛，干呕吐逆，不辨阴阳，不审虚实，动云少阳，首尾小柴胡和解以为稳妥，不知虚阳提越，内阴愈甚，变为躁扰不安，胸膈痞闷，口渴谵妄，脉体弦急；更云内热已深，轻则泻心、白虎，重则陷胸、承气，不至冰脱不已。至若厥阴标阴，本风中见火化，证来错杂，人多不识，误死者多矣。

太阳见证

太阳寒水，内属膀胱，故脉来浮紧，外证头疼发热，腰脊强，惟服平胃散，至六七日，出汗而愈。盖胃气不虚，传遍经络自愈也。仲景以为阳证，乃与凉药随经而解，反攻出他病，甚者变为阴证，六脉沉细，发厥而死，急灸关元，乃可复生。如本经至六七日发战者，欲作解而阳气少也，服姜附汤出汗而愈。仲景圆机活法，论中救误者甚多，何尝能误人哉！其误人者，乃后人误用仲景法而误之耳，于仲景何尤！

阳明见证

阳明燥金内属于胃，六脉浮紧而长，外证目痛发热，手足温，呻吟不绝，服当归柴胡汤、平胃散。仲景反言热深厥亦深，此误也。若果发昏厥，两目枯陷不能升者，急灸中脘五十壮，渐渐省人事，手足温者生，否则死。仲景厥阴证中，有厥热多寡之论，不过验邪正之进退，察阴阳之消长，示人为治之活法，无偏无倚，何误之有？

太阴见证

太阴湿土内属于脾，其脉弦紧，外证不呻吟，四肢不痛，身不甚热，时自汗自利，手足冷多痰唾，服保元丹、姜附汤，十日后汗出而愈。此证温治若早，愈亦甚速，稍不审察，害人亦易。又一证发黄生紫斑，咽干燥噫气者，此名阴燥、阴黄，服钟乳粉，十日后汗出而愈。庸医或误认阳证，凉之即死。

少阴见证

少阴君火内属于肾，其脉弦大，外证肢节不痛，不呻吟，但好睡，足指冷，耳聋，口干，多痰唾，身生赤黑靥，时发噫气，身重如山，烦躁不止，急灸关元三百壮，内服保元丹、姜附汤，过十日汗出而愈。若作阳证，误服凉药，以致发昏谵语，循衣摸床，吐血脉细，乃真气虚，肾水欲涸也。仲景反曰：急下之以救肾水，此误也。真气既虚，反用凉药，以攻其里，是促其死也。急灸关元三百壮，可保无虞。少阴本热标寒而又中见太阳本热之证，固不易治，况标阴为病，千头万绪，变态百出，令人接应不暇。然只在初时体察真切，用灸用温，亦非难事。良由初着一错，贻误到底，害人不少。至若无本热，而又无中见之太阳，一派阴寒，必死无疑。或速灸关元，重投丹附，亦在于觉之早，庶望其生。少阴误治而变诸败逆证，诚为费手。先生之论，专属形脏，故尚温补；仲景之论，惟言气化，故主承制。然论中用温者多，下者不过数条而已，况标本气化，今古难明，非神于仲景之法者不能，倘于急下证而误温，杀人反掌；急温证而误下，冤沉海底。嗟嗟！医之为道诚难矣。

伤风伤寒

脉浮为风，脉紧为寒，仲景分为两涂，故有麻黄、桂枝之说，此误也。然伤寒乃太阳本气受伤，不可大汗，但服姜附汤自愈，不必穿凿他求以为精也。浮风紧寒，古人通论，解肌发表，定法难磨，仲景不可訾也。至若紧而劲急，或微，或沉，神志稍失其常，形气不能振作，则先生之法断不可缓。伤风轻浅之证，初起咽疼喉痛，鼻中火出，此风邪外伤毛腠，抑遏阳气，故现此耳。医者不明，误用寒凉，驯致①重大。

挟食冷物

脉沉为胃气寒，紧为冷气盛，滑则食不消。其证头痛、发热、呕吐、心下痞，时或腹痛，服丁香丸、来复丹；若冷物不消，荜澄茄散；胃虚者，平胃散、理中丸。

中　湿

三四月间，人感潮湿之气，名曰湿病。或六七月，大雨时行，恣饮冰水冷物，亦名中湿，则令人寒热自汗。阳则脉紧，肢节痛，足指温，服术附汤；阴则脉沉而紧，肢节不痛，身凉自利，足指冷，服姜附汤。不可发汗，汗则必发烦躁，虚汗不止，或发黄肿。若服凉药，则泄泻而死。先生于此证虽分阴阳，而用附子则一。今人于六七月之交，不辨是寒、是湿，或阴、或阳，动辄云暑，专用寒凉，及至发肿泻泄，而犹云暑毒未清，又行攻下，不至医杀不止，实可痛心。

阴　毒

或肾虚人，或房事后，或胃发冷气，即腹痛烦躁，甚者囊缩，昏闷而死。急灸关元一百壮，内服姜附汤、保元丹，可救一二。若迟则气脱，虽灸亦无益矣。审证的确，即当速救，不可因循，致归绝路。

老人伤寒

切忌发汗及吐下。盖元气盛，则邪不能为害，传遍经络自

---

① 驯致：逐渐达到，逐渐招致。

愈。仲景不敢补，反攻邪气，致正气受伤，误人多矣。凡遇此证，只用姜附汤多服，自然解散。元虚而受攻伤正，何必老人？仲景医之圣者，宁不知此？

阴阳换气

凡伤寒阳证欲作汗，阴证已加灸，真元欲复，与邪气分争，必发寒战，鼻衄昏迷，牙关微紧，四肢微厥，乃阴阳换气也。一二时辰，自然腋下汗出而愈。阴阳换气，即今之所谓战汗，须预告病家，令其不必惊骇，否则阖室苍惶，谤言蜂起，彼时一剂误投，遂有生死之判。

伤寒谵语

凡伤寒谵语属少阴，仲景属阳明误也。阳明内热必发狂，今止谵语，故为少阴。仲景皆指神虚，未尝不属少阴也。急灸关元三百壮，若灸后，仍不止者，死。

伤寒衄血

凡鼻衄不过一二盏者，气欲和也，不汗而愈。若衄至升斗者，乃真气脱也。针关元入三寸，留二十呼，血立止；再灸关元二百壮，服金液丹。不然恐成虚劳中满。当解、当清、当温、当补，审证施治，庶几①无误。

劳　复

伤寒瘥后，饮食起居劳动，则复发热。其候头痛、身热、烦躁，或腹疼，脉浮而紧，此劳复也。服平胃散、分气丸，汗

---

①　庶几：差不多；近似。

出而愈。若连服三四次不除者，此元气大虚故也，灸中脘五十壮。劳复证仲景数方，用须斟酌，第一须审邪气之有无，辨寒热之多寡，以施治则无误矣。

汗后大便下赤水或脓血

此乃胃中积热未除，或服丹附而致，宜服黄连当归芍药汤，下脓者，如圣饼化积而愈。《经》云：热虽甚不死。若阴气盛，则杀人于顷刻，戒之。热药之过，一凉可解。凉药之误，十热难瘳①。又积热易解而易治，沉阴难愈而难明，临证之工大宜体认。

汗后发噫

由于脾肾虚弱，冷气上奔也，服姜附汤、来复丹。此证当是发呃，若噫证无死人之理，观后二案可见。

治验

一人伤寒，至八日，脉大而紧，发黄，生紫斑，噫气②，足指冷至脚面，此太阴证也，最重难治。为灸命关五十壮、关元二百壮，服金液丹、钟乳粉，四日汗出而愈。

一人患伤寒，至六日，脉弦紧，身发黄，自汗，亦太阴证也。先服金液丹，点命关穴。病人不肯灸。伤寒惟太阴、少阴二证，死人最速，若不早灸，虽服药无效。不信，至九日，泻血而死。不听良言，往往至此，及至证变而下血，俗医犹谓硫黄热迫，痛为排挤，反用寒凉，以下石，至死众口呶呶③，总咎热药之害，婆心遭谤，不一而足，然有天道，何恤人言。

---

① 瘳（chōu 抽）：疾愈。
② 噫（ài 爱）气：嗳气。
③ 呶呶（náo náo 挠挠）：多言，喋喋不休。

一人病伤寒，至六日，微发黄。一医与茵陈汤，次日，更深黄色，遍身如栀子，此太阴证误服凉药而致肝木侮脾。余为灸命关五十壮，服金液丹而愈。伤寒发黄，虽有阴阳之异，然脾家阴湿而为阴黄者多，不可不知。

一人患伤寒，初起即厥逆，脉一息八九至，诸医以为必死，余曰：乃阴毒也。与姜附汤一盏，至半夜，汗出而愈。若以脉数为热，下凉药，必死无疑。俗医视此，必以为痧证，禁服官料①药，专行焯刺，纵饮冷水，不致冰脱不已。

肺 伤 寒

肺伤寒一证，方书多不载，误人甚多，与少阴证同，但不出汗而愈，每发于正二腊月间，亦头疼，肢节痛，发热恶寒，咳嗽脉紧，与伤寒略同，但多咳嗽耳。不宜汗，服姜附汤，三日而愈。若素虚之人，邪气深入则昏睡谵语，足指冷，脉浮紧，乃死证也。急灸关元三百壮，可生，不灸必死，服凉药亦死，盖非药可疗也。肺伤寒之证，今人多认为重伤风，非温平误事，即寒凉杀人。予于此证略有分晓，然不免因人检点，苟遇知己用之无疑，应酬通治，不过姜甘桂辛而已。设概用姜附，往往遭人谤毁。

治验

一人患肺伤寒，头痛发热，恶寒咳嗽，肢节疼，脉沉紧，服华盖散、黄芪建中汤，略解。至五日，昏睡谵语，四肢微厥，乃肾气虚也。灸关元百壮，服姜附汤，始汗出愈。此证与雍正六年自春徂②夏时气大同，时俗皆禁服药，药则有误，不知非药误人，乃庸人不明此理，妄投凉药之误耳。苟具只眼，焉得有误？

---

① 官料：指宋代按官方成方修配的丸药。
② 徂（cú 猝）：及，至。《诗·大雅·桑柔》："自西徂东，靡所定处。"

疽　疮

有腰疽、背疽、脑疽、腿疽，虽因处以立名，而其根则同。方书多用苦寒败毒之药，多致剥削元气，变为阴疽，侵肌蚀骨，溃烂而亡。不知《内经》云：脾肾气虚，寒气客于经络，血气不通，着而成疾。若真气不甚虚，邪气不得内陷，则成痈。盖痈者，壅也。血气壅滞，故大而高起，属阳易治。若真气虚甚，则毒邪内攻，附贴筋骨，则成疽。盖疽者，阻也。邪气深而内烂，阻人筋骨，属阴难治。其始发也，必憎寒、壮热，急服救生汤五钱，再服全好。甚者，即于痛处，灸三五壮。阴疽即三五十壮，亦不为过。如痛者属阳，易治。若不痛，乃疽疮也，急服保元丹，以固肾气。若用凉转药，则阳变为阴，或不进饮食而死，急灸关元可生。近世病医，只记一十三味方，不问邪之深浅，感之重轻，顶之起不起，色之红不红，不辨五美①，不审七恶，概用此方，更加凉解。即见纯阴冷毒，而犹云半阴半阳，总以发散解毒为良法，及至寒凉冰伏，尚云毒盛内攻。或见神情躁扰，终认火热未清。小证变大，浅证变深，若遇大证，未有不受其害者。世谓外科拉折腿，医亦不尽然。人之无良，亦或有之，其余实由学问未精，识证不确，阴阳错乱，虚实混淆，变证之来，全然不晓，有似故意害人，其实非本心也。

治验

一人病脑疽六日，危笃，不进饮食，余曰：年高肾虚，邪气滞经也。令服救生汤，即刻减半，夜间再进一服全安。

一人忽患遍身拘急，来日阴囊连茎肿大如斗，六脉沉紧。余曰：此阴疽也，幸未服解毒凉药，若服之，则茎与睾丸必皆

---

① 五美：青莲书屋本、三余堂本、上洋江左书林本均作"五色"，据下文疑作"五善"，指中医外科学特有的判断疮疡预后的重要临床指针。

烂去而死。急令服救生汤五钱，又一服全安。

一老妇脑后作痛，憎寒拘急。余曰：此欲发脑疽也。急服救生汤三服全愈。余治一妇，新产深居密室，头面遍体生札马疔，外科与清火败毒药二剂，立时消去，其家甚喜。次日胸中气闷，渴燥不已，神气异常。至晚腹痛泄泻，身热体倦，呕恶不食。疡医云暑毒内攻，更与连栀凉剂，煎讫将进。适余至，诊其脉空散无根，一息七八至，乃里虚毒陷也，即以异功加姜附饮之。次日，泻止，神清，食粥不呕。又一剂，而札麻疔①仍复发出，亦不如前之痛苦矣。夫札马疔小疾耳，凉解一误，尚变脱陷，况大毒乎！记此以为疡医寒凉之戒，精方脉者，亦不可不明此理。凡一切痈疽发背，疔疮乳痈疖毒，无非寒邪滞经，只以救生汤服之，重者减半，轻者全安，百发百中。

喉痹

此病由肺肾气虚，风寒客之，令人颐颔②粗肿，咽喉闭塞，汤药不下，死在须臾者，急灌黄药子散，吐出恶涎而愈。此病轻者治肺，服姜附汤，灸天突穴五十壮亦好；重者服钟乳粉，灸关元穴，亦服姜附汤。

治验

一人患喉痹，痰气上攻，咽喉闭塞，灸天突穴五十壮，即可进粥，服姜附汤，一剂即愈，此治肺也。

一人患喉痹，颐颔粗肿，粥药不下，四肢逆冷，六脉沉细。急灸关元穴二百壮，四肢方暖，六脉渐生，但咽喉尚肿，仍令服黄药子散，吐出稠痰一合乃愈，此治肾也。

一人患喉痹，六脉细，余为灸关元二百壮，六脉渐生。一

---

① 札麻疔：诸本同，据上文疑作"札马疔"。
② 颔（hàn 汗）：下巴颏。

医曰：此乃热证，复以火攻，是抱薪救火也。遂进凉药一剂，六脉复沉，咽中更肿。医计穷，用尖刀于肿处刺之，出血一升而愈。盖此证忌用凉药，痰见寒则凝，故用刀出其肺血，而肿亦随消也。先生治肺治肾之法，千古卓见。况咽喉之证，风火为患，十有二三，肺肾虚寒，十有八九。喉科不明此理，一味寒凉，即有外邪，亦致冰伏，若元本亏损，未有不闭闷致死者。所以咽喉妙法，第一开豁痰涎，痰涎既涌，自然通快，然后审轻重以施治，姜附、灼艾，诚为治本之法，但人多畏之，而不肯用耳。然当危急时，亦不可避忌，强为救治，亦可得生也。至于刺法，亦须知之。

雍正四年，咽喉证甚行。友人之子沈礼庭亦患喉痹，次日即烂。予诊其两寸无力，两尺空散，乃阴虚火动，以七味丸作汤与服一剂，证虽未减而痛势少缓。邻家强其延喉科视之，彼医笑予动辄用热药，不知此乃阳明热甚证，火性急速，故一日而喉即腐溃，岂可用温补剂耶！乃投白虎二剂，服未半，而神气改常，语言错乱，甚至颠倒不眠，其家惶急，复延予。予诊其脉乱而八九至，予曰：果病阳明燥火，石膏实为良剂。今系无根之焰，而妄用白虎，使胃络陷下，而不能上通，故心神失守。以归脾汤加桂饮之，甫一剂而神恬脉静矣。噫！彼喉科一无学之人，妄为评品大方，乱投汤药，几至杀人，亦愚矣。

虚　劳

此病由七情六欲，损伤脾肾，早尚易治，迟则难愈，必用火灸，方得回生。若用温平药及黄芪建中、鳖甲饮之类，皆无益于病，反伤元气。其证始则困倦少食，额上时时汗出，或自盗汗，口干咳嗽，四肢常冷，渐至咳吐鲜血，或咯血多痰，盖肾脉上贯肝隔，入肺中，肾既虚损，不能上荣于肺，故有是病，治法当同阴证治之。先于关元灸二百壮，以固肾气，后服保命延寿丹，或钟乳粉，服三五两，其病减半，一月全安。若服知、柏、地黄、当归之属，重伤脾肾，是促其死也，切忌房事。然此病须早灸，迟则无益，丹药亦不受矣，服之反发热烦，乃真脱故也，若童男女得此病，乃胎禀怯弱，宜终身在家，若出嫁犯房事，再发必死。

治验

一人病咳嗽，盗汗，发热，困倦，减食，四肢逆冷，六脉弦紧，乃肾气虚也。先灸关元五百壮，服保命延寿丹二十丸，钟乳粉二钱。间日，服金液丹百丸，一月全安。

一人病咳嗽，证脉与上条同，但病人怕灸，止服延寿丹五十粒，金液丹百粒，钟乳粉二两，五日减可，十日脉沉缓，乃真气复也。仍服前药，一月全安。盖此病早治，不灸亦可，迟必加灸，否则难治。

一幼女病咳嗽，发热，咯血，减食。先灸脐下百壮，服延寿丹、黄芪建中汤而愈。戒其不可出嫁，犯房事必死。过四年而适人，前病复作。余曰：此女胎禀素弱，只宜固守终老。不信余言，破损天真，元气将脱，不可救矣。强余丹药服之，竟死。

一人额上时时汗出，乃肾气虚也，不治则成痨瘵，先灸脐下百壮，服金液丹而愈。

一人夜多虚汗，亦肾气虚也，服全真丹、黄芪建中汤而痊。

一妇人产后，虚汗不止，乃脾肾虚也，服金液丹、全真丹、当归建中汤而愈。凡童男女秉气虚、多汗者，亦同此治。

一人每日四五遍出汗，灸关元穴亦不止，乃房事后，饮冷伤脾气，复灸左命关百壮而愈。

一妇人伤寒瘥后，转成虚劳，乃前医下冷药，损其元气故也。病人发热咳嗽，吐血少食，为灸关元二百壮，服金液、保命、四神、钟乳粉，一月全愈。*脾肾者先后天之本与元也，虚劳之病*

扁鹊心书

虽有五脏之殊，其原皆由于脾肾受病，而脾肾之治殊难见效，不知肾之元于生阳，脾之本于焦火，温温不息，元本日充，自然真水流行，津液四布，神精内守，烟焰不生，五脏无偏颇之虞，水火有交济之益，何难治之有哉！奈何世人不察，习用寒凉不败不已。间有知脾肾之当保者，不过玉竹、沙参、生脉、六味温平之剂而已，知先生之法者有几人哉！但恨起石无真，钟乳多伪，合丹救济亦属徒然，惟有艾火庶可求全，人又不肯耐疼忍痛，应名数痏①，此证之获愈者，所以千百而无一二也。予具热肠，动违庸俗，明知难起之疾，勉投桂附，十中亦起一二，其终不愈者，不免多口之来，予亦无庸置辨，彼苍者天，谅能默鉴予救世之衷也。因略举治愈数人，附记于后，以为吾党型式，俾知温补之可以活人，而不为流俗所惑，不因谤毁缩手也。

友人沈荫昌兄，因患伏兔疽，脓血过多，有伤元本，变为虚劳，服滋阴剂过多，喘急吐血，饮食少进。予诊之脉弦急，有七八至，面色纯青，喘咳气急，卧难着席，身热汗出，涎沫不收，虚脱之证已悉见矣。又贫之无力用参，乃予建中，重投芪桂，一服而喘定安眠，涎沫与血俱减大半，第病久而脾肾过伤，胃气难复，投桂附加参钱许，月余而瘥。

王在庭之室，病虚劳十余载，喘促吐沫，呕血不食，形体骨立，诸医束手，延予诊视，见其平日之方，皆滋阴润肺，温平之剂。予曰：以如是之病，而乃用如是之药，自然日趋鬼趣，焉望生机，独不思仲景云咳者则剧，数吐涎沫，以脾虚也。又昔贤云：肾家生阳，不能上交于肺则喘。又云：脾虚而肺失生化之原则喘。今脾肾败脱用药如此，焉望其生。乃重投参芪姜附等二剂而喘定，缘泄泻更甚再加莬蔲十余剂而病减十七；又灸关元，因畏痛只灸五十壮，迄今十余年而形体大健矣。

一中年妇，夜热咳嗽，本小疾耳，为张李二医合用滋阴退热药月余，致面青脉急，喘促，吐血呕沫日数升，饮食不进，二医束手覆而不治，予为重用参附十余剂而安。此非其本原受亏，乃药误所致，故收功易也。

中　风

此病皆因房事、六欲、七情所伤。真气虚，为风邪所乘，

---

① 痏（wěi 伟）：针灸施术后穴位上的瘢痕。

客于五脏之俞，则为中风偏枯等证。若中脾胃之俞，则右手足不用；中心肝之俞，则左手足不用。大抵能任用，但少力麻痹者为轻，能举而不能用者稍轻，全不能举动者最重。邪气入脏则废九窍，甚者卒中而死。入腑则坏四肢，或有可愈者。治法：先灸关元五百壮，五日便安。次服保元丹一二斤，以壮元气；再服八仙丹、八风汤则终身不发。若不灸脐下，不服丹药，虽愈不过三五年，再作必死。然此证最忌汗、吐、下，损其元气必死。大凡风脉，浮而迟缓者生，急疾者重，一息八九至者死。

中风之证，古方书虽有中脏、中府、中经脉之别，然其要不过闭证与脱证而已。闭证虽属实，而虚者不少，或可用开关通窍行痰疏气之剂。关窍一开，痰气稍顺，急当审其形脏，察其气血，而调治之。更视其兼证之有无，虚实之孰胜，或补或泻；再佐以先生之法，庶几为效速，而无痿废难起之患矣。至若脱证，惟一于虚，重剂参附或可保全，然不若先生之丹艾为万全也。予见近时医家，脱证已具三四，而犹云有风有痰，虽用参附而必佐以秦艽、天麻、胆星、竹沥冰陷疏散。是诚不知缓急者也，乌足与论医道哉！

治验

一人病半身不遂，先灸关元五百壮，一日二服八仙丹，五日一服换骨丹，其夜觉患处汗出，来日病减四分，一月全愈。再服延寿丹半斤，保元丹一斤，五十年病不作。《千金》等方，不灸关元，不服丹药，惟以寻常药治之，虽愈难久。

一人患左半身不遂，六脉沉细无力。余曰：此必服峻利之药，损其真气，故脉沉细。病者云：前月服捉虎丹，吐涎二升，此后稍轻，但未全愈耳。余叹曰：中风本因元气虚损，今服吐剂，反伤元气，目下虽减，不数日再作，不复救矣，不十日，果大反复，求治于余，虽服丹药竟不能起。

疠　风

此证皆因暑月仰卧湿地，或房劳后，入水冒风而中其气。

令人两目壅肿，云头斑起，或肉中如针刺，或麻痹不仁，肿则如痛疽，溃烂筋骨而死。若中肺俞、心俞，名曰肺癞，易治。若中脾、肝、肾俞，名曰脾肝肾癞，难治。世传医法，皆无效验。黄帝正法：先灸肺俞二穴，各五十壮，次灸心俞，次脾俞，次肝俞，次肾俞，如此周而复始，全愈为度。内服胡麻散，换骨丹各一料。然平人止灸亦愈，若烂见筋骨者难治。《经》云：脉风成为疠，盖风之中人，善行而数变，今风邪留于脉中，淹缠不去，而疠风成矣。其间有伤营、伤卫之别。伤营者，营气热胕①，其气不清，故使鼻柱坏而色败，皮肤疡溃。伤卫者，风气与太阳俱入，行于脉俞②，散于分肉之间，与卫气相犯，其道不利，故使肌肉膹膜③而有疡。此证感天地毒疠浊恶之气，或大醉房劳，或山岚瘴气而成。毒在气分则上体先见，毒在血分则下体先见，气血俱受则上下齐见。更须分五脏之毒，肺则皮生白屑，眉毛先落，肝则面发紫泡，肾则脚底先痛，或穿脾则遍身如癣，心则双目受损。此五脏之毒，病之重者也。又当知五死之证，皮死麻木不仁，肉死割刺不痛，血死溃烂目瘫，筋死指甲脱落，骨死鼻柱崩坏。此五脏之伤，病之至重者，难治。若至音哑目盲更无及矣。

治验

一人面上黑肿，左耳下起云，紫如盘蛇，肌肉中如刀刺，手足不知痛。询其所以，因同僚邀游醉卧三日，觉左臂黑肿如蛇形，服风药渐减，今又发。余曰：非风也，乃湿气客五脏之俞穴。前服风药，乃风胜湿，故当暂好，然毒根未去。令灸肾俞二穴各百壮，服换骨丹一料，全愈，面色光润如故。

一人遍身赤肿如锥刺，余曰：汝病易治。令灸心俞、肺俞

---

① 胕（fū肤）：同"肤"，皮肤。

② 行于脉俞：《素问·风论》作"行诸脉俞"。

③ 膹膜（fèn chēn 分陈）：《素问·风论》作"肌肉愤膜而有疡"。愤膜：肿胀。愤，《广雅》训诂："盈也。"

四穴各一百壮，服胡麻散二料而愈。但手足微不随，复灸前穴五十壮，又服胡麻散二料全愈。

一人病疠证，须眉尽落，面目赤肿，手足悉成疮痍。令灸肺俞、心俞四穴各十壮，服换骨丹一料，二月全愈，须眉更生。

风　狂

此病由于心血不足，又七情六欲损伤包络，或风邪客之，故发风狂，言语无伦，持刀上屋。治法：先灌睡圣散，灸巨阙二三十壮，又灸心俞二穴各五壮，内服镇心丹、定志丸。此证有阳明脉盛而为热狂者，清凉可愈也；有暴折而难决为怒狂者，夺其食则已，治之以生铁落饮①，二证皆狂之实者也。然虚证常多，不可误治，设一差讹，害人反掌。有心血不足而病者，有肾水亏损而病者，有神志俱不足而病者，有因惊恐而病者，有因妄想而病者，是皆虚证，体察而治，斯无悖矣。

治验

一人得风狂已五年，时发时止，百法不效。余为灌睡圣散三钱，先灸巨阙五十壮，醒时再服；又灸心俞五十壮，服镇心丹一料。余曰：病患已久，须大发一回方愈。后果大发一日，全好。

一妇人产后得此证，亦如前灸服姜附汤而愈。

口眼㖞斜

此因贼风入舍于阳明之经，其脉挟口环唇，遇风气则经脉牵急，又风入手太阳经亦有此证。治法：当灸地仓穴二十壮，艾炷如小麦粒大。左㖞灸左，右㖞灸右，后服八风散，三五七

---

① 生铁落饮：其方为生铁落，水煎服。出自《素问·病能论》。

散，一月全安。此证非中风兼证之口眼㖞斜，乃身无他苦而单现此者，是贼风之客也，然有筋脉之异，伤筋则痛，伤脉则无痛，稍有差别，治法相同。

破 伤 风

凡疮口或金刃破处，宜先贴膏药以御风，不然致风气入内，则成破伤风。此证最急，须早治，迟则不救。若初得此时，风客太阳经，令人牙关紧急，四肢反张，项背强直，急服金华散，连进二三服，汗出即愈。若救迟则危笃，额上自汗，速灸关元三百壮可保，若真气脱，虽灸无用矣。此证所患甚微，为害甚大，虽一毛孔之伤，有关性命之急，一人因拔髭①一茎，忽然肿起不食，有友人询余，余曰：此破伤风也，速灸为妙。疡医认作髭疔，治以寒凉，不数日发痉而死。

洗 头 风

凡人沐头后，或犯房事，或当风取凉，致贼风客入太阳经，或风府穴，令人卒仆，口牙皆紧，四肢反张。急服姜附汤，甚者灸石门穴三十壮。此证若无房事之伤，焉至于此，慎之！慎之！

牙 槽 风

凡牙齿以刀针挑之，致牙根空露，为风邪所乘，令人齿龋。急者溃烂于顷刻，急服姜附汤，甚者灸石门穴。肾主骨，齿乃骨之余，破伤宣露，风邪直袭肾经，致溃烂于俄顷，舍姜附而用寒凉为变，可胜道哉。

水 肿

此证由脾胃素弱，为饮食冷物所伤，或因病服攻克凉药，

---

① 髭（zī 孜）：嘴上边的胡须。

损伤脾气，致不能通行水道，故流入四肢百骸，令人遍身浮肿，小便反涩，大便反泄，此病最重，世医皆用利水消肿之药，乃速其毙也。治法：先灸命关二百壮，服延寿丹、金液丹，或草神丹，甚者姜附汤，五七日病减，小便长，大便实或润，能饮食为效。惟吃白粥，一月后，吃饼面无妨，须常服金液丹、来复丹，永瘥。若曾服芫花、大戟通利之药，损其元气或元气已脱，则不可治，虽灸亦无用矣。若灸后疮中出水或虽服丹药而小便不通，皆真元已脱，不可治也，脉弦大者易治，沉细者难痊。

治验

一人病四肢皆肿，气促，食则胀闷，只吃稀粥，余令日服金液丹百粒，至四日觉大便滑，再二日，乃令吃面食亦不妨，盖治之早也。

一妇人病面脚皆肿，饮食减少，世医皆作血虚治之，不效。余曰非血病，乃脾胃虚也，令日服延寿丹十粒、全真丹五十粒，至十日觉大便滑病愈。俞翰林母七旬余，平日患咳喘痰红，常服滋阴凉润之剂，秋月忽患水肿，喘急难卧，日渐肿胀，饮食少进，进则气急欲死，诸医用药无效，乃延予治。六脉弦大而急，按之益劲而空。予曰：此三焦火气虚惫，不能归根，而浮于外，水随气奔，致充郭郛①而溢皮腠，必须重温以化，否则不救。彼云：吾素内热，不服温补，片姜入口，痰即带红，先生所论故是，第恐热药不相宜也。予曰：有是病，服是药，成见难执。且六脉紧大，阳已无根，无根即脱矣，此皆平日久服寒凉所致，若再舍温补不用，恐无生理，请辞。彼云：但不迫动血证，敢不从命。予以附桂姜茰十味，人参三钱，不三剂而腹有皱文，八剂全消，饮食如故，又二剂，而全愈，痰喘吐红旧证竟不发矣。一妇因子远出，瓮飧不给，忧愁成病，变为水肿喘急，粥

---

① 郛郭（fú guō 扶锅）：外城。此处引申为人的肌肤。

饮不入者月余矣。友人见予，谈及此妇，乃谓予曰：肯做一好事否？予曰：既云好事焉敢违命。遂偕往。诊见其六脉欲绝，脐突腰圆，喘难着席，脾肾之败不可为矣。因处十味方，命服四剂，喘微定而肿渐消，觉思饮食，复诊其脉，微有起色，又四剂而肿消食进矣。嗟嗟！若弃而不治，虽不由我而死，而实我杀之也，友人亦大快。

臌　胀

此病之源，与水肿同，皆因脾气虚衰而致，或因他病攻损胃气致难运化，而肿大如鼓也。病本易治，皆由方书多用利药，病人又喜于速效，以致轻者变重，重者变危，甚致害人。黄帝正法：先灸命关百壮，固住脾气，灸至五十壮，便觉小便长，气下降。再灸关元三百壮，以保肾气，五日内便安。服金液丹、草神丹，减后，只许吃白粥，或羊肉汁泡蒸饼食之。瘥后常服全真丹、来复丹。凡臌胀脉弦紧易治，沉细难痊。此病若带四肢肿者，温之于早尚可奏功，若单腹胀而更青筋浮露者难治。苟能看破一切，视世事如浮云，置此身于度外，方保无虞，次则慎起居，节饮食，远房帏，戒情性，重温急补，十中可救二三。先生之丹艾，用之得宜，其庶几乎。

治验

一人因饮冷酒吃生菜成泄泻，服寒凉药，反伤脾气，致腹胀。命灸关元三百壮，当日小便长，有下气，又服保元丹半斤，十日即愈，再服全真丹，永不发矣。

暴　注

凡人腹下有水声，当即服丹药，不然变脾泄，害人最速。暴注之病，由暑月食生冷太过，损其脾气，故暴注下泄，不早治，三五日泻脱元气。方书多作寻常治之，河间又以为火，用凉药，每害人性命。治法：当服金液丹、草神丹、霹雳汤、姜附汤皆可。若危笃者，灸命关二百壮可保；若灸迟，则肠开洞泄而死。脾泄之病世人轻忽，时医亦藐视之，而不知伤人最速。盐商薛汝良，午间注泄，晡时即厥冷不禁，及余诊示已黄昏矣，两手脉皆绝，予曰病已失守，不可为矣。速灸关元，重投参附，竟不能救，先生之论，诚非谬也。

治验

一人患暴注，因忧思伤脾也，服金液丹、霹雳汤不效，盖伤之深耳。灸命关二百壮，小便始长，服草神丹而愈。

休 息 痢

痢因暑月食冷，及湿热太过，损伤脾胃而致。若伤气则成白痢，服如圣饼、全真丹、金液丹亦可；若伤血则成赤痢，服阿胶丸、黄芩芍药汤。初起腹痛者，亦服如圣饼，下积血而愈，此其轻者也；若下五色鱼脑，延绵日久，饮食不进者，此休息痢也，最重，不早治，十日半月，害人性命。治法：先灸命关二百壮，服草神丹、霹雳汤三日便愈，过服寒凉下药必死。痢至休息无已者，非处治之差，即调理之误，或饮食之过，所以止作频仍，延绵不已，然欲使其竟止亦颇费手。有肺气虚陷者，有肾阴不足者，有脾肾两亏者，有经脉内陷者，有肝木乘脾者，有腐秽不清者，有固涩太早者，有三焦失运者，有湿热伤脾者，有生阳不足者，有孤阴注下者，有暑毒未清者，有阴积肠蛊者，有风邪陷入者，一一体察，得其病情，审治的当，自能应手取效。

治验

一人病休息痢已半年，元气将脱，六脉将绝，十分危笃。余为灸命关三百壮，关元三百壮，六脉已平，痢已止，两胁刺痛，再服草神丹、霹雳汤方愈，一月后大便二日一次矣。

一人病休息痢，余令灸命关二百壮，病愈。二日，变注下，一时五七次，令服霹雳汤二服，立止。后四肢浮肿，乃脾虚欲成水胀也，又灸关元二百壮，服金液丹十两，一月而愈。

内　伤

由饮食失节，损其脾气，轻则头晕发热，四肢无力，不思饮食，脉沉而紧，服来复、全真及平胃散；重者六脉浮紧，头痛发热，吐逆、心下痞，服荜澄茄散、来复、全真而愈。若被庸医转下凉药，重损脾气，变生他病，成虚劳臌胀泄泻等证，急灸中脘五十壮，关元百壮，可保全生，若服凉药速死。内伤之证，饮食其一端也，又有劳倦郁怒，忧悲思虑，喜乐惊恐，恶怒奇愁，皆由七情不以次入，直伤五脏，更有由房室跌扑而成内伤者，临证之工，不可不察。

霍　乱

霍乱由于外感风寒，内伤生冷，致阴阳交错，变成吐泻，初起服珍珠散二钱，即愈，或金液丹百粒亦愈。如寒气入腹，搏于筋脉，致筋抽转，即以瓦片烧热，纸裹烙筋转处，立愈。若吐泻后，胃气大损，六脉沉细，四肢厥冷，乃真阳欲脱。灸中脘五十壮，关元三百壮，六脉复生，不灸则死也。霍乱之证，三焦失运，中土受伤。一时心疼腹痛，吐利频作，挥霍撩乱，烦剧不宁。大法温其三焦，调其中土，一剂可愈。至若厥冷无脉，非重用温补不可，否则转筋入腹而死。近世时医不云中暑，即言痧发，禁用官料，竟事凉冰，刺其廉英，针其曲泽，以大泄其血，不知脾胃受伤，中焦之荣血已竭，而复大泄之，譬下井而投以石也。此种医人不顾人命，真狼心虎腹人耶！存救人之心者，当须体察。

暑月伤食泄泻

凡暑月饮食生冷太过，伤人六腑。伤胃则注下暴泄；伤脾则滑泄，米谷不化；伤大肠则泻白，肠中痛，皆宜服金液丹、霹雳汤，三日而愈。不愈则成脾泄，急灸神阙百壮。神阙恐是命关之误。《难经》虽言五泄，不传治法，凡一应泄泻，皆依此法治之。

治验

一女人因泄泻发狂言，六脉紧数，乃胃中积热也。询其丈夫，因吃胡椒、生姜太多，以致泄泻，五日后发狂言，令服黄芩知母汤而愈。平日恣啖炙煿，喜食椒姜，胃中积热者，有此一证，临证自明，然亦希①遇。更有泻脱津液，致舌苔干燥，发热神昏，谵妄不宁者，此脾肾大虚，法当温补，若用寒凉，虚脱立见。

痢　疾

凡人多食生冷，湿热伤其脾胃，致成痢疾。初起服如圣饼子，下积而愈；若无大便，止下赤脓者，乃胃有大热伤血也，宜当归芍药汤、阿胶汤；若下白脓者，乃饮食冷物伤大肠也，服桃花汤、全真丹而愈；若腹痛发热昏睡，六脉洪数，纯泄赤脓，乃热气滞于肠胃也，名疳蛊痢，亦有错服热药而得者，服黄连丸，甚者大通散。痢疾固当化积清热，香连、承气等方，用果得宜，何尝不应手而愈？若涉脾胃虚寒，经脉内陷，三焦失运而致者，又不可不以温补为要也，盖热药之误，易于转手，凉药之误，救治殊难。虚衰以应，临证误人自少。

---

① 希：稀少，罕见。《尔雅》："希，罕也。"

伤脾发潮热

此因饮食失节，损及脾胃，致元气虚脱，令头昏脚弱，四肢倦怠，心下痞闷，午后发热，乃元气下入阴分也，服全真丹、荜澄茄散，三月而愈。若服滋阴降火凉药，其病转甚，若俗医用下药，致病危笃，六脉沉细，灸中脘五十壮，关元一百壮，可保，迟则脾气衰脱而死。庸医于此证，不知误杀天下多少苍生，而小儿为更甚。午后发热，不曰潮热，便云阴虚；心下痞闷，不云食积，便云停痰。动辄寒凉，恣行消克，大人变为虚脱，小儿转为脾风，而犹曰风暑难清，痰热为害，及至垂毙，医者云人力已竭，病家云天数难挽，至死不悟，良可悲哉！

呕吐反胃

凡饮食失节，冷物伤脾，胃虽纳受，而脾不能运，故作吐，宜二圣散、草神丹，或金液丹。若伤之最重，再兼六欲七情有损者，则饮蓄于中焦，令人朝食暮吐，名曰翻胃，乃脾气太虚，不能健运也，治迟则伤人。若用攻克，重伤元气，立死，须灸左命关二百壮，服草神丹而愈，若服他药，则不救。呕吐一证，先当审其所因，轻者二陈、平胃、藿香正气一剂可定；虚者六君、理中亦易为力；唯重者，一时暴吐，厥逆汗出，稍失提防，躁脱而死，不可不知。至于翻胃，虽属缓证，治颇辣手，惟在医者细心，病人谨摄，治以丹艾，庶可获全，不然生者少矣。

痞　闷

凡饮食冷物太过，脾胃被伤，则心下作痞，此为易治，宜全真丹一服全好，大抵伤胃则胸满，伤脾则腹胀。腹胀者易治，宜草神丹、金液、全真、来复等皆可服，寒甚者姜附汤。此证庸医多用①下药，致一时变生，腹大水肿，急灸命关二百壮，以保性命，迟则难救。此证乃《内经》所谓阳蓄积病死之证，不可以误治也。若腹胀，所谓脏寒生满病是也，苟不重温，危亡立至。

治验

一人因暑月食冷物，以致胸腹胀闷欲死，服金液丹百丸，少顷加全真丹百丸，即有气下降而愈。夏月伏阴在内，一切冷物在所禁食，若不慎，而致伤者，不重剂温化，恶得不变。

一小儿食生杏，致伤脾，胀闷欲死，灸左命关二十壮即愈，又服全真丹五十丸。生杏在大人尚不可食，况小儿乎！温中药内入些少麝香为妙。

一人每饭后饮酒，伤其肺气，致胸膈作胀，气促欲死，服钟乳粉、五膈散而愈。若重者，灸中府穴亦好。服凉药，则成中满难治矣。酒后吃饭，中气不伤，若饭后饮酒，清气浊乱，所以致胀。

一人慵懒，饮食即卧，致宿食结于中焦，不能饮食，四肢倦怠，令灸中脘五十壮，服分气丸、丁香丸即愈。修养书云：饭后徐徐行百步，自然食毒自消磨。食后即卧，食填中宫，升降有乖，焉得不病。

中　暑

凡此病脉大而缓，其候饮食不减，起居如常，但时发烦热，渴饮无度，此暑证也，易治，知母散一服便愈。若烦热困倦不食者，暑气伤胃也，服温中汤药即愈。若服香薷、六一寒凉等剂，冰损胃气，多致变疟痢泄泻诸证，慎之。若暑气客于心包络之经，令人谵言烦渴，欲饮冷水，小便秘涩，大便下赤水，当服阿胶丸、当归芍药汤而愈。若暑月饮食冷物，寒邪入客胃中，致腹中作痛，宜金液、草神、全真、来复等丹连二服便愈。

---

① 用：青莲书屋本、三余堂本、上洋江左书林本均作"误"。

若以凉药下之，变为中满脾泄。若元气虚，早间行路，冷气入腹，令人心肚作痛，宜服金液丹或来复丹。凡暑月人多食冷物，若常服金液、全真、来复、保元等丹，自然脾胃调和，饮食不伤，但少壮人须五日一次，恐热上攻眼目也。中暑之证，原只寻常，苟渴饮无度，知母散可一服；若困倦不食，便当温中；设暑客于心包络，谵烦饮冷，溺涩便赤，清心凉血，皆一剂可愈者。若今之医家，将一切内伤虚寒之证，亦认为暑，恣用寒凉，朝夕靡已，及变阴深冷脱，犹云暑邪内攻，病势深重，难挽回矣。间遇明眼高手，投以参附，犹且从中阻挠。洎①投之有效，辄觍颜②支饰：我原欲转手，不谓渠意亦同。投之不效，谗言锋起，一肩卸却，罪归参附。病家本不识病情，未免随之怨怅。嗟嗟！此种医人，天良尽丧，予具热肠，常遭此辈谤累，因书此以志慨。

暑月脾燥病

凡夏月冷物伤脾，又兼暑气客之，则成燥病，令人发热作渴不止，六脉弦大，乃火热伤肺，而津液不能上输也，有脾胃之分。若发燥热而能食者，热在胃也，易治，服全真丹、荜澄茄散而愈。若发燥热不进饮食，四肢倦怠，热在脾也，为重，服金液、草神或来复等丹，五日而愈。如作暑治，下以凉药，热虽暂退，必变为中满、洞泄诸证。暑月发热，务分虚实，六脉沉数，饮食如常者，为实热，服薄荷煎而愈；若六脉弦紧，减食倦怠者，为虚热，大忌寒凉，宜全真、来复等丹而愈。夏月发热作渴，脉弦而大，谁肯不作暑治而不用寒凉者，不知暑热熏蒸，耗人元气，元气既伤，未有不渴。冷物伤脾，有乖③输灌；三焦失运，腠理不和，发热作渴，自所不免。且六脉弦大，弦则为减，大则为虚，体验果真，一温可

---

① 洎（jì即）：到，及。
② 觍（miǎn免）颜：犹厚颜。
③ 乖：指背离，违背，不和谐。《广雅》："乖，背也。"

解。今之医家，专尚香薷、青蒿、黄连、滑石等剂，变为泻泄，犹云协热，及至虚脱，全然不觉。此由脉理未明，误主作贼之误也。

凡夏月阴气在腹，又暑能伤人元气，更兼冰水冷物，损其脾胃，皆不足证也。《局方》俱用香薷饮、白虎、益元、黄连解毒等剂，重伤元气，轻则变疟痢、霍乱、泄泻等证，重则成虚劳、中满、注泻等证。余常以保元、来复、全真、金液、延寿、姜附汤等类治暑，百发百中，好生之士请尝试之。

两胁连心痛

此证由忧思恼怒，饮食生冷，醉饱入房，损其脾气，又伤肝气，故两胁作痛。庸医再用寒凉药，重伤其脾，致变大病，成中满、翻胃而死。或因恼怒伤肝，又加青陈皮、枳壳实等重削其肝，致令四肢羸瘦，不进饮食而死。治之正法，若重者，六脉微弱，羸瘦，少饮食，此脾气将脱，急灸左命关二百壮，固住脾气则不死，后服金液、全真、来复等丹及荜澄茄散随证用之，自愈。此证古法，在左为肝木为病，瘀血不消，恼怒所伤；在右则为痰，为饮，为食积气滞，此皆标病易于治疗。若宗气有乖，虚里作楚①，荣气失调，脾络作痛，此非积渐温养不愈。至若两胁连心，痛如刀刺，此三阴受殃，逆于膈肓之间，非重用温补不可。又肥气、息贲，此积在脏之募原，若泥古方，专于剥削，未有不死者也。

消　渴

此病由心肺气虚，多食生冷，冰脱肺气，或色欲过度，重伤于肾，致津不得上荣而成消渴。盖肾脉贯咽喉，系舌本，若

---

① 楚：酸痛。

肾水枯涸，不能上荣于口，令人多饮而小便反少，方书作热治之，损其肾元，误人甚多。正书春灸气海三百壮，秋灸关元二百壮，日服延寿丹十丸，二月之后，肾气复生。若服降火药，暂时有效，日久肺气渐损，肾气渐衰，变成虚劳而死矣。此证大忌酒色，生冷硬物。若脾气有余，肾气不足，则成消中病，脾实有火，故善食而消，肾气不足，故下部少力，或小便如疳。孙思邈作三焦积热而用凉药，损人不少。盖脾虽有热，而凉药泻之，热未去而脾先伤败。正法先灸关元二百壮，服金液丹一斤而愈。消渴虽有上中下之分，总由于损耗津液所致，盖肾为津液之原，脾为津液之本，本原亏而消渴之证从此致矣。上消者，《素问》谓之膈消，渴而多饮，小便频数。中消者，《素问》谓之消中，消谷善饥，身体消瘦。下消者，《素问》谓之肺消，渴而便数有膏，饮一溲二。后人又谓之肾消，肾消之证则已重矣。若脉微而涩或细小，身体瘦瘁，溺出味甘者，皆不治之证也，大法以救津液，壮水火为生。

治验

一人频饮水而渴不止，余曰：君病是消渴也，乃脾肺气虚，非内热也。其人曰：前服凉药六剂，热虽退而渴不止，觉胸胁气痞而喘。余曰：前证止伤脾肺，因凉药复损元气，故不能健运而水停心下也。急灸关元、气海各三百壮，服四神丹，六十日津液复生。方书皆作三焦猛热，下以凉药，杀人甚于刀剑，慎之。津液受伤，不惟消渴，亦兼杂病，而误用寒凉者不少，时医以此杀人，而人不悟奈何。

着　恼　病

此证方书多不载，人莫能辨，或先富后贫，先贵后贱，及暴忧暴怒，皆伤人五脏。多思则伤脾，多忧则伤肺，多怒则伤肝，多欲则伤心，至于忧时加食则伤胃。方书虽载内因，不立方法，后人遇此，皆如虚证治之，损人性命。其证若伤肝脾则泄泻不止，伤胃则昏不省人事，伤肾则成痨瘵，伤肝则失血筋挛，伤肺则咯血吐痰，伤心则颠冒，当先服姜附汤以散邪，后服金液丹以保脾胃，再详其证而灸之。若脾虚灸中府穴各二百壮，肾虚灸关元穴三百壮，二经若实，自然不死。后服延寿丹，或多服金液丹而愈，凉药服多，重损元气则死。此证皆因七情所伤，五志之过，审其所因而调治之，庶无失误。

治验

一人年十五，因大忧大恼，却转脾虚，庸医用五苓散及青皮、枳壳等药，遂致饮食不进，胸中作闷。余令灸命关二百壮，饮食渐进，灸关元五百壮，服姜附汤一二剂，金液丹二斤方愈，方书混作劳损，用温平小药误人不少，悲夫！大忧恼而得脾泄，医用五苓、青皮、枳壳，变尚如此，近有六脉虚脱，脾肾败坏，犹云不妨而用此药者，又庸医中之厮隶①也。

头　晕

此证因冷痰聚于脑，又感风寒，故积而不散，令人头旋眼晕，呕吐痰涎，老年人宜服附子半夏汤，少壮人宜服半夏生姜汤。若用凉剂则暂时有效，痰愈凝而愈固，难以速效矣。此即所谓头风证，故有冷痰聚脑，又感风寒之说，若头晕则纯属于虚，盖肝虚则血不上荣，肺虚则清阳不运，肾虚则厥成颠疾，心虚则火炎浮越。夫风虚痰火，间或有之，至于头风虚证不少，不可不知。

治验

一人头风，发则旋晕呕吐，数日不食。余为针风府穴，向

---

① 厮隶：犹"厮役"。泛指受人驱使的奴仆，此处引申为庸医之最低劣者。

左耳入三寸，去来留十三呼，病人头内觉麻热，方令吸气出针，服附子半夏汤永不发。华佗针曹操头风，亦针此穴立愈。但此穴入针，人即昏倒，其法向左耳横下针，则不伤大筋而无晕，乃《千金》妙法也。此针法奇妙，须与高手针家议之，方得无误。

一人起居如常，但时发头痛，此宿食在胃脘也，服丁香丸十粒而愈。

厥　证

《素问》云：五络俱绝，形无所知，其状若尸，名为尸厥。由忧思惊恐，致胃气虚闭于中焦，不得上升下降，故昏冒强直，当灸中脘五十壮即愈。此证妇人多有之，小儿急慢惊风亦是此证，用药无效，若用吐痰下痰药即死，惟灸此穴，可保无虞。令服来复丹、荜澄茄散而愈。厥证《经》言详矣，尸厥不过厥证之一端，外有血厥、痰厥、煎厥、薄厥，总皆根气下虚之证，所谓少阴不至者厥也，又云内夺而厥，则为瘖痱①，此肾虚也。

治验

一妇人产后发昏，二目滞涩，面上发麻，牙关紧急，二手拘挛，余曰：此胃气闭也。胃脉挟口环唇，出于齿缝，故见此证。令灸中脘穴五十壮，即日而愈。产后血厥，仓公白薇散。

一妇人时时死去已二日矣，凡医作风治之不效，灸中脘五十壮即愈。

气　脱

少年酒色太过，脾肾气虚，忽然脱气而死，急灸关元五百

---

① 瘖痱（yīn fèi 阴飞）：中医病名，多由肾精亏虚，以致肾气厥逆而成。《奇效良方》："瘖痱之状，舌瘖不能语，足废不能用。"

壮，服霹雳汤、姜附汤、金液丹，久久而愈。此证须早治，迟则元气亦脱，灸亦无及矣。更有血脱、神脱、精脱、津脱、液脱，若汗脱即津液脱也。

死　脉　见

此由少年七情六欲所损，故致晚年真气虚衰，死脉见于两手，或十动一止，或二十动一止，皆不出三年而死。又若屋漏、雀啄之类，皆是死脉。灸关元五百壮，服延寿丹、保元丹六十日后，死脉方隐，此仙师不传之妙法也。雍正三年初冬，一董姓者，来求诊脉。其脉，或二动一止，或七动一止，或十二动，或十七动一止，此心绝脉也。仲冬水旺，其何能生，始定参、芪、草、附、河车、脐带、桂心、枣仁等方与之。服十剂，脉之歇止参差，不似前之有定数矣，又十剂而歇止少矣，又十剂六脉如常矣。噫！不可谓药之无功也，且知治早，虽不用丹艾，亦有可生全者。

腰　　痛

老年肾气衰，又兼风寒客之，腰髋髀①作痛，医作风痹走痛，治用宣风散、趁痛丸，重竭真气，误人甚多。正法服姜附汤散寒邪，或全真丹，灸关元百壮，则肾自坚牢，永不作痛，须服金液丹，以壮元阳，至老年不发。老年腰痛而作风气痹证治者，多致大害，即使风痹，重用温补亦能散去。

中风人气虚中满

此由脾肾虚惫不能运化，故心腹胀满，又气不足，故行动则胸高而喘。切不可服利气及通快药，令人气愈虚，传为脾病，不可救矣。宜金液丹、全真丹，一月方愈。重者，灸命关、关

---

① 髀（bì 必）：大腿，亦指大腿骨。

元二百壮。肾虚则生气之原乏，脾虚则健运之力微，气虚中满之证作矣。又《内经》谓脏寒生满病，医人知此不行剥削，重剂温补，为变者少矣。

老人两胁痛

此由胃气虚，积而不通，故胁下胀闷，切不可认为肝气，服削肝寒凉之药，以速其毙。服草神、金液十日，重者灸左食窦穴，一灸便有下气而愈，再灸关元百壮更佳。老人与病后及体虚人两胁作痛，总宜以调理肝脾，更须察其兼证有无虚实，治颇不易。

治验

一人脾气虚，好食冷物不消，常觉口中出败卵臭，服草神丹即愈。若服全真、金液亦效。脾胃既为食所伤，不可再施消克，唯治以温化，则自健运矣。

一人脾气虚，致积气留于胁下，两肋常如流水，多服草神丹而愈。脾虚致积，当用温行，水流胁下，更仗温化。

疝　气

由于肾气虚寒，凝积下焦，服草神丹，灸气海穴，自愈。此证《内经》论五脏皆有，而后人以病由于肝，先生言因肾气虚寒，总不若丹艾之妙。

吞　酸

凡人至中年，脾气虚弱，又伤生冷硬物，不能运行，蕴积中焦，久之变为郁火、停痰，故令噫气，久则成中满、腹胀之证。须服草神丹、全真丹、金液丹，皆可。吞酸为病虽微，致害非浅，苟不慎节饮食，戒谨房帏①，久久无不变成臌胀。

---

① 房帏（wéi 围）：男女房事（性生活）之隐语。

脾疟

凡疟病，由于暑月多吃冰水冷物，伤其脾胃，久而生痰，古今议论皆差，或指暑邪，或分六经，或云邪祟，皆谬说也。但只有脾胃之分，胃疟易治，脾疟难调。或初起一日一发，或间日一发，乃阳明证也。清脾饮、截疟丹皆可。若二三日一发，或午后发，绵延不止者，乃脾疟也。此证若作寻常治之，误人不少。正法当服全真、草神、四神等丹，若困重日久，肌肤渐瘦，饮食减少，此为最重，可灸左命关百壮，自愈。穷人艰于服药，只灸命关亦可愈。凡久疟止灸命关，下火便愈，实秘法也。脾疟原属正虚，治得其法，应手即愈，而世人竟尚柴胡，攻多补少，不知元气既虚，又拔其本，以致耽延时日，变端百出，先生灸法，实可宗主。

治验

一人病疟月余，发热未退，一医与白虎汤，热愈甚。余曰：公病脾气大虚，而服寒凉，恐伤脾胃。病人云：不服凉药，热何时得退。余曰：《内经》云疟之始发，其寒也，烈火不能止；其热也，冰水不能遏。当是时，良工不能措其手，且扶元气，待其自衰。公元气大虚，服凉剂退火，吾恐热未去，而元气脱矣。因为之灸命关，才五七壮，胁中有气下降，三十壮全愈。久疟而用白虎，真所谓盲人说瞎话也。缪仲醇①一代名医，论多出此，窃所未解。予观《广笔记》，疑其所学，全无巴鼻②，至于《本草经疏》，设立许多禁忌，令后人疑信相半，不敢轻用，为患匪细。

---

① 缪仲醇：1546—1627年，名希雍，字仲醇，明代名医，著有《神农本草经疏》等传世。

② 巴鼻：来源，根据。

胃 疟

《素问》论疟而无治法,《千金》虽传治法,试之无效。凡人暑月过啖冷物,轻则伤胃,重则伤脾。若初起先寒后热,一日一发,乃胃疟也,易治。或吐,或下,不过十日而愈。扁鹊正法,服四神丹,甚者灸中脘穴三十壮,愈。此证感浅病轻,人多忽略。雍正三年,秋冬之交,人皆病此,重剂温补,或可幸免,投药少瘥,立见冰脱。用清解小柴胡者,皆不能起,宁绍之人,死者比比,以其溺用寒凉,虽一误再误,而终不悟也。

邪 祟

此证皆由元气虚弱,或下元虚惫,忧恐太过,损伤心气,致鬼邪乘虚而入,令人昏迷,与鬼交通。当服睡圣散,灸巨阙穴二百壮,鬼气自灭,服姜附汤而愈。邪祟乌能着人,人自着之耳。果立身正直,心地光明,不负君亲,无惭屋漏,鬼神钦敬不遑,何邪祟之敢乘哉?惟其阴幽偏颇,卑慄①昏柔之辈,多能感此,有似邪祟之附着,究非邪祟也。盖由人之脏气受伤而神魂失守。故肝脏伤则意不宁,而白衣人来搏击;心脏伤则神不安,而黑衣人来毁伤;脾脏伤则意有不存,而青衣人来殴辱;肺脏伤则魄不守,而红衣人来凌轹②;肾脏伤则志多犹疑,而黄衣人来斥辱。此皆神气受伤,以致妄有闻见,不觉其见乎四体,发乎语言,而若有邪祟所附也。正法惟有安其神魂,定其志魄,审其何脏之虚而补之,何脏之乘而制之可也。

治验

一妇人因心气不足,夜夜有少年人附着其体,诊六脉皆无病,余令灸上脘穴五十壮。至夜鬼来,离床五尺不能近,服姜

---

① 卑慄(dié 碟):指自怯畏惧之病证。
② 凌轹(lì 力):欺压,压倒。

附汤、镇心丹五日而愈。

一贵人妻为鬼所着，百法不效。有一法师书天医符奏玉帝，亦不效。余令服睡圣散三钱，灸巨阙穴五十壮，又灸石门穴三百壮，至二百壮，病人开眼如故，服姜附汤、镇心丹五日而愈。

一妇人病虚劳，真气将脱，为鬼所着，余用大艾火灸关元，彼难忍痛，乃令服睡圣散三钱，复灸至一百五十壮而醒。又服又灸，至三百壮，鬼邪去，劳病亦瘥。

怔　忡

凡忧思太过，心血耗散，生冷硬物损伤脾胃，致阴阳不得升降，结于中焦，令人心下恍惚，当以来复丹、金液丹、荜澄茄散治之。若心血少者，须用独骸大丹，次则延寿丹亦可。忧思之伤，怔忡之本证；饮食之伤，怔忡之兼证，微有虚实之殊。审证施治，自然无误。

心　痛

皆由郁火停痰而作，饮食生冷，填于阳明、太阴分野，亦能作病，宜全真丹。若胃口寒甚，全真丹或姜附汤不愈，灸中脘七十壮。若脾心痛发而欲死，六脉尚有者，急灸左命关五十壮而苏，内服来复丹、荜澄茄散。若时痛时止，吐清水者，乃蛔攻心包络也，服安虫散。若卒心痛，六脉沉微，汗出不止，爪甲青，足冷过膝，乃真心痛也，不治。心为一身之主宰，一毫不可犯，处正无偏，岂宜受病。凡痛非心痛，乃心之包络痛与脾痛、胃痛、膈痛耳。审其所因、所客，或气、或痰，虽有九种之分，虚实之异，大概虚者为多，属实者间亦有之，审察而治，庶无差错。

痹　病

风寒湿三气合而为痹，走注疼痛，或臂腰足膝拘挛，两肘牵急，乃寒邪凑于分肉之间也，方书谓之白虎历节风。治法于痛处灸五十壮，自愈，汤药不效，惟此法最速。若轻者不必灸，用草乌末二两、白面二钱，醋调熬成稀糊，摊白布上，乘热贴患处，一宿而愈。痹者，气血凝闭而不行，留滞于五脏之外，合而为病。又邪入于阴则为痹，故凡治痹，非温不可，方书皆作实治，然属虚者亦颇不少。

神 疑 病

凡人至中年，天数自然虚衰，或加妄想忧思，或为功名失志，以致心血大耗，痴醉不治，渐致精气耗尽而死，当灸关元穴三百壮，服延寿丹一斤。此证寻常药饵皆不能治，惟灸艾及丹药可保无虞。此乃失志之证，有似痴呆，或如神祟，自言自笑，神情若失，行步若听，非大遂其志不能愈，故愈者甚少。

治验

一小儿因观神戏受惊，时时悲啼如醉，不食已九十日，危甚，令灸巨阙五十壮，即知人事，曰：适间心上有如火滚下，即好。服镇心丸而愈。惊则神无所倚，痰涎入客包络，宫城受伤，心不安宁，故肺气来乘，而虚火上蒸。灸法之妙，愈①于缓惊锭、抱龙丸多矣。

一人功名不遂，神思不乐，饮食渐少，日夜昏默已半年矣，诸医不效。此病药不能治，令灸巨阙百壮、关元二百壮，病减半；令服醇酒一日三度，一月全安。盖醺酣忘其所慕也。失志不遂之病，非排遣性情不可，以灸法操其要，醉酒陶其情，此法妙极。

下 注 病

贫贱人久卧湿地，寒邪客于肾经，又兼下元虚损，寒湿下

---

① 愈：胜过，超过。

注，血脉凝滞，两腿粗肿，行步无力，渐至大如瓜瓠。方书皆以消湿利水治之，损人甚多，令灸涌泉、三里、承山各五十壮，即愈。俗名苏木腿，形状怪异可畏，终身之疾，鲜有愈者，先生灸法，未知验否？

脚　气

下元虚损，又久立湿地，致寒湿之气，客于经脉，则双足肿痛，行步少力。又暑月冷水濯足，亦成干脚气，发则连足心、腿、䏶肿痛如火烙，或发热、恶寒。治法灸涌泉穴，则永去病根，若不灸，多服金液丹亦好。平常药暂时有效，不能全除。其不能行步者，灸关元五十壮。大忌凉药，泄伤肾气，变为中满、腹胀而死。久患脚气人，湿气上攻，连两胁、腰腹、肩臂拘挛疼痛，乃肾经湿盛也。服宣风丸五十粒，微下而愈。然审果有是证者可服，若虚人断不可轻用。脚气壅疾，言邪气壅滞于下，有如痹证之闭而不行。但此证发则上冲心胸，呕吐、烦闷，甚为危险，即《内经》所谓厥逆是也。轻者，疏通经脉，解散寒湿，调其阴阳，和其血气，亦易于治。如苏梗、腹皮、木瓜、槟榔、苍术、独活等药，皆可用也。其甚者憎寒、壮热、气逆、呕吐、筋急入腹，闷乱欲绝，此邪冲入腹，危险更甚，非重用温化不可，如茱萸、姜、附等药，宜皆用之。至如剥削过度，脉微欲绝，变成虚寒，往往不起，不可谓壅疾而不利于补也。

治验

一人患脚气，两骱骨连腰，日夜痛不可忍，为灸涌泉穴五十壮，服金液丹五日全愈。此证有似痛痹。

一女人患脚气，忽手足遍身拘挛疼痛，六脉沉大，乃胃气盛也，服宣风丸三十粒，泄去而愈。此证须细审的确方可用。

足痿病

凡腰以下肾气主之，肾虚则下部无力，筋骨不用，可服金液丹，再灸关元穴，则肾气复长，自然能行动矣。若肾气虚脱，虽灸无益。此证《内经》皆言五脏虚热，故后人有补阴虎潜、金刚、地黄等丸。东垣又作湿热，而以潜行散为治痿妙药，然不可泥也。虚寒之证亦颇不少，临证审详，自有分晓。

治验

一老人腰脚痛，不能行步，令灸关元三百壮，更服金液丹强健如前。

黄　疸

暑月饮食冷物，损伤脾肾。脾主土，故见黄色，又脾气虚脱，浊气停于中焦，不得升降，故眼目遍身皆黄，六脉沉紧。宜服草神丹，及金液、全真、来复之类，重者灸食窦穴百壮，大忌寒凉。此证第一要审阴阳，阳黄必身色光明，脉来洪滑，善食发渴，此皆实证，清湿热利小便可愈，若身热脉浮亦可发表。阴黄则身色晦暗，神思困倦，食少便溏，脉来无力，重用温补，则小便长而黄自退，若误作阳黄治之，为变非细。又一种胆黄证，因大惊卒恐，胆伤而汁泄于外，为病最重，惟觉之早，而重用温补者，尚可挽回。

治验

一人遍身皆黄，小便赤色而涩，灸食窦穴五十壮，服姜附汤、全真丹而愈。

黑　疸

由于脾肾二经，纵酒贪色则伤肾，寒饮则伤脾，故两目遍身皆黄黑色，小便赤少，时时肠鸣，四肢困倦，饮食减少，六脉弦紧，乃成肾痨。急灸命关三百壮，服草神丹、延寿丹而愈，若服凉药必死。

便 闭

老人气虚及妇人产后少血，致津液不行，不得通流，故大便常结，切忌行药，是重损其阴也。止服金液丹，久久自润，或润肠丸亦可。又大小便主肾，肾开窍于二阴，能运行津液，若肾气虚则二便皆不通，亦服金液丹，肾气壮则大小便自利矣。有陈姓盐商，年七十六矣。春时患中风脱证，重剂参附二百余服，获痊。至十月大便闭结不行，日登厕数十次，冷汗大出，面青肢厥。一马姓医，用滋补剂，入生大黄三钱。予深以为不可，戒之曰：老年脱后，幸参附救全，不能安养，过于思虑，以致津液枯竭，传送失宜。惟可助气滋津，佐以温化，自然流通，何事性急，以速其变。若一投大黄，往而不返，恐难于收功矣，姑①忍二三日势当自解。病者怪予迟缓，口出怨咎之辞。至次日不得已，用人参二两、苁蓉一两、当归五钱、松柏仁各五钱、附子三钱、升麻四钱，煎服；外用绿矾一斤入圊②桶，以滚水冲入，扶其坐上，一刻而通。

溺 血

凡膏粱③人，火热内积，又多房劳，真水既涸，致阴血不静，流入膀胱，从小便而出。可服延寿丹，甚者灸关元。若少壮人，只作火热治之，然在因病制宜。火热为积，实证也，一剂寒凉可解；房劳传肾，虚证也，非温补不可。审证而治，大有分别。

淋 证

此由房事太过，肾气不足，致包络凝滞，不能通行水道则成淋也，服槟榔汤、鹿茸丸而愈。若包络闭涩，则精结成砂子，

---

① 姑：姑且，暂且。
② 圊（qīng 青）桶：便溺器。圊：厕所。
③ 膏粱：肥肉和细粮，泛指肥美的食物。

从茎中出，痛不可忍，可服保命丹，甚者灸关元。淋浊之证，古人多用寒凉分清通利之品，然初起则可，久而虚寒，又当从温补一法。

肠癖下血

此由饮食失节，或大醉大饱，致肠胃横解，久之冷积结于大肠之间，致血不流通，随大便而出，病虽寻常，然有终身不愈者。庸医皆用凉药止血，故连绵不已。盖血愈止愈凝，非草木所能治也。正法：先灸神阙穴百壮，服金液丹十两，日久下白脓，乃病根除也。《经》云：阴络伤则血内溢，血内溢则后血。治此之法，总在别其脉之强弱，色之鲜暗，该清、该温，愈亦不难。若不慎饮食，恣纵酒色，断不能愈矣。

卷　下

阴茎出脓

此由酒色过度，真气虚耗，故血化为脓，令人渐渐羸瘦，六脉沉细。当每日服金液丹、霹雳汤，外敷百花散。五六日，腹中微痛，大便滑，小便长。忌房事，犯之复作。若灸关元二百壮，则病根去矣。遗滑淋浊，无不由酒色之过，至于血出，可谓剧矣。又至化血为脓，则肾虚寒而精腐败，非温补不可。更须谨戒，若仍不慎，必致泄气而死。

肠　痈

此由膏粱饮酒太过，热积肠中，久则成痈，服当归建中汤自愈。若近肛门者，用针刺之，出脓血而愈。此证身皮甲错，腹皮急胀如肿，甚者腹胀大，转有水声，或绕脐生疮，若脐间出脓者不治。大法以□□为主，若脓成□□□而殒。

肠　痔

此由酒肉①饮食太过，致经脉解而不收，故肠裂而为痔。服金液丹可愈，外取鼠腐当是蛆字虫十枚，研烂摊纸上贴之，少刻痛止。若老人患此，须灸关元二百壮，不然肾气虚，毒气下注，则难用药也。凡系②咳嗽吐血后，大肠并③肺虚极，而热陷于大肠，

---

① 肉：青莲书屋本、三余堂本、上洋江左书林本均作"色"。
② 凡系：原脱，据青莲书屋本、三余堂本、上洋江左书林本补。
③ 大肠并：原脱，据青莲书屋本、三余堂本、上洋江左书林本补。

多难收功，若专于治痔，而不顾本原，未有不致毙者。

膏 肓 病

人因七情六欲，形寒饮冷，损伤肺气，令人咳嗽，胸膈不利，恶寒作热，可服全真丹。若服冷药，则重伤肺气，令人胸膈痞闷，昏迷上奔，口中吐冷水，如含冰雪，四肢困倦，饮食渐减，此乃冷气入于肺中，侵于膏肓，亦名冷劳。先服金液丹，除其寒气，再用姜附汤，十日可愈，或服五膈散、撮气散，去肺中冷气，重者灸中府三百壮可愈。形寒饮冷之伤，初起原不甚深重，医人不明此证，误与凉药，积渐冰坚，致成膏肓之疾。及至气奔吐冷，寒热无已，不思转手温补，仍与以滋阴退热等剂，以致不起，非是病杀，乃医杀也。

治验

一人暑月饮食冷物，伤肺气，致咳嗽胸膈不利，先服金液丹百粒，泄去一行，痛减三分，又服五膈散而安。但觉常发，后五年复大发，灸中府穴五百壮，方有极臭下气难闻，自后永不再发。世医不审病因，动云暑月热气伤肺，一派寒凉，致水气不消，变成大病。

噎 病

肺喜暖而恶寒，若寒气入肺，或生冷所伤，又为庸医下凉药，冰脱肺气，成膈噎病。觉喉中如物塞，汤水不能下，急灸命关二百壮，自然肺气下降而愈。噎病之多死者，皆由咽中堵塞，饮食不进，医人畏用热药，多用寒①凉润取其滋补②，焉能得生？用③先生灸法

---

① 多用寒：原脱，据青莲书屋本、三余堂本、上洋江左书林本补。
② 其滋补：原脱，据青莲书屋本、三余堂本、上洋江左书林本补。
③ 用：原脱，据青莲书屋本、三余堂本、上洋江左书林本补。

甚妙，奈人不能信用，何哉。又有肺寒一证，令人头微痛，多清涕，声哑，恶寒，肩背拘挛，脉微浮紧，当服华盖散，重则姜附汤，忌冷物。此证不可误认作痨证治，故表而出之。<small>肺寒之证，世医不识，不能用温散，但用桑皮、贝母、麦冬、玉竹等味壅住寒邪，做成弱证者多矣。</small>

咳　嗽

咳嗽多清涕者，肺感风寒也，华盖散主之。若外感风寒，内伤生冷，令人胸膈作痞，咳而呕吐，五膈散主之。咳嗽烦躁者，属肾，石膏丸主之。大凡咳嗽者，忌服凉药，犯之必变他证，忌房事，恐变虚劳。久咳而额上汗出，或四肢有时微冷，间发热困倦者，乃劳咳也。急灸关元三百壮，服金液丹、保命丹、姜附汤，须早治之，迟则难救。<small>治咳嗽之法，若如先生因证制宜，焉有痨瘵不治之患？无如医者辄以芩知桑杏为要药，致肺气冰伏，脾肾虚败，及至用补，又不过以四君、六味和平之剂、和平之药与之，所谓养杀而已。</small>

咳嗽病

此证方书名为哮喘，因天寒饮冷，或过食盐物，伤其肺气，故喉常如风吼声，若作劳，则气喘而满。须灸天突穴五十壮，重者灸中脘穴五十壮，服五膈散，或研蚯蚓二条，醋调服，立愈。<small>哮证遇冷则作，逢劳则甚，审治得当，愈亦不难，然少有除根者，先生此法甚妙，请尝试之。</small>

失　血

凡色欲过度，或食冷物太过，损伤脾肺之气，故令人咯血。食前服钟乳粉、金液丹，食后服阿胶散而愈。若老年多于酒色，损伤脾气则令人吐血，损伤肾气则令人泻血，不早治多死。当灸关元三百壮，服姜附汤、金液丹自愈。伤肺气则血从鼻出，名曰肺衄，乃上焦热气上攻也。服金液丹或口含冷水，以郁金末调涂项后，及鼻柱上。凡肺衄不过数杯，如出至升斗者，乃脑漏也。当作脑衄为是。由真气虚而血妄行，急针关元三寸，留二十呼立止，再灸关元二百壮，服金液丹、草神丹可保。失血之证，世人所畏，而医人亦多缩手，其畏者为殒命之速，而成痨瘵之易，缩手者，恐不识其原，而脱体之难。不知能究其原，察其因，更观其色，辨其脉，或起于形体之劳，或成于情志之过，由于外感者易治，出于内伤者难瘥。络脉与经隧有异，经隧重而络脉轻；肝脾与肺肾不同，肺肾难而肝脾易。苟不讹其治法，虽重难亦可挽回，唯在辨别其阴阳，权衡其虚实，温清补泻，各得其宜。不可畏其炎①焰，专尚寒凉，逐渐消伐②其生气，而致不可解者比比矣。

治验

一人患脑衄，日夜有数升，诸药不效。余为针关元穴，入二寸留二十呼，问病人曰：针下觉热否？曰：热矣。乃令吸气出针，其血立止。一法治鼻衄与脑衄神方，用赤金打一戒指，带左手无名指上，如发作时，用右手将戒指捏紧，箍住则衄止矣。

肾　厥

凡人患头痛，百药不效者，乃肾厥。服石膏丸、黑锡丹则愈，此病多酒多色人则有之。《经》云：厥成为巅疾。又云：少阴不至者厥也。头痛之证，肾虚者多，若用他药，断难奏效，惟大温补为是，温补

---

① 炎：青莲书屋本、三余堂本、上洋江左书林本均作"灸"。
② 伐：青莲书屋本、三余堂本、上洋江左书林本均作"伏"。

不效其丹艾乎？

治验

一人因大恼悲伤得病，昼则安静，夜则烦悗①，不进饮食，左手无脉，右手沉细，世医以死证论之。余曰：此肾厥病也。因寒气客脾肾二经，灸中脘五十壮，关元五百壮，每日服金液丹、四神丹。至七日左手脉生，少顷，大便下青白脓数升许，全安。此由真气大衰，非药能治，惟艾火灸之。此证非灸法不愈，非丹药不效，二者人多不能行，医人仅用泛常药以治，其何能生。

脾 劳

人因饮食失节，或吐泻、服凉药，致脾气受伤，令人面黄肌瘦，四肢困倦，不思饮食，久则肌肉瘦尽，骨立而死。急灸命关二百壮，服草神、金液，甚者必灸关元。先天之原肾是也，后天之本脾是也。人能于此二脏，谨摄调养，不使有乖，自然脏腑和平，经脉运行，荣卫贯通，气血流畅，又何劳病之有？病至于劳则已极矣，非重温补何由得生。虞范溪②强立五劳之证，所用皆系温平凉剂，以此灾梨祸枣③，实是贻害后人。

肾 劳

夫人以脾为母，以肾为根，若房事酒色太过，则成肾劳，令人面黑耳焦，筋骨无力。灸关元三百壮，服金液丹可生，迟则不治。

---

① 悗（mán 蛮）：烦满也。
② 虞范溪：疑作"虞华溪"。虞华溪，即虞抟，字天民，自号华溪恒德老人。今义乌市二十三里镇华溪村人，明代中期著名医学家，著《医学正传》等以名世。
③ 灾梨祸枣：古时印书多用梨木或枣木作刻板，形容滥刻无用不好的书。

头　痛

风寒头痛则发热、恶寒、鼻塞、肢节痛，华盖、五膈、消风散皆可主。若患头风兼头晕者，刺风府穴，不得直下针，恐伤大筋，则昏闷。向左耳横纹针下，入三四分，留去来二十呼，觉头中热麻，是效。若风入太阳则偏头风，或左或右，痛连两目及齿，灸脑空穴二十一壮，其穴在脑后入发际三寸五分，再灸目窗二穴，在两耳直上一寸五分，二十一壮，左痛灸左，右痛灸右。头风之病，证候多端，治得其法者殊少，致为终身痼疾，先生刺灸二法甚妙，无如医者不知，病者畏痛奈何。

眼　病

肝经壅热上攻，致目生昏翳，先服洗肝散数剂，后服拨云散，其翳自去。若老年人肾水枯涸，不能上荣于目，致双目昏花，渐至昏暗，变为黄色，名曰内障，服还睛丹，半月目热上攻，勿惧。此乃肾气复生，上朝于目也。如觉热，以手掌揉一番，光明一番，一月间，光生复旧矣。眼科用药，不循纪律，只用一派发散寒凉，所谓眼拉扱是也。倘能尽如先生之法而行之，天下丧明者少矣。

治验

余家女婢，忽二目失明，视之又无晕翳，细思此女，年少精气未衰，何缘得此证，良由性急多怒，有伤肝脏，故经脉不调而致，遂与密蒙花散一料，如旧光明矣。病有万变，医止一心，线索在手，头绪逼清①，何惧病体之多端，不愁治疗之无术。

---

①　逼清：很清楚。

梦　泄

凡人梦交而不泄者，心肾气实也；梦而即泄者，心肾气虚也。此病生于心肾，非药可治。当用纸捻长八寸，每夜紧系阴囊，天明解之，自然不泄。若肾气虚脱，寒精自出者，灸关元六百壮而愈。若人一见女子精即泄者，乃心肾大虚也，服大丹五两，甚者灸巨门五十壮。仲景云阴寒精自出，酸削不能行。可知精之不固，由于阳之不密。先生云肾气虚脱，寒精自出，则温补下元为得法矣。世医苟明此理，以治遗精，必不专事寒凉，而致人天枉矣。

奔　豚

此由肾气不足，又兼湿气入客小肠，连脐发痛，或上或下，若豚之奔，或痛连外肾成疝气者，服塌气散、茱萸丸、金铃子丸或蟠葱散。奔豚与疝不同，混淆不得，从小腹而上抵心者，奔豚也；从少腹而上逆脐，冒①气与横弦，冒疝②也；从阴囊而上冲心膈，痛欲死者，冲疝也，从少腹而下连肾区者，小肠与狐疝也。是有差别，不可不审。

肺　膈　痛

此证因肺虚，气不下降，寒气凝结，令人胸膈连背作痛，或呕吐冷酸水，当服五膈散，自愈。此证治若失宜，久久必成膈证。

骨　缩　病

此由肾气虚惫，肾主骨，肾水既涸，则诸骨皆枯，渐至短缩，治迟则死。须加灸艾，内服丹附之药，非寻常草木药所能

---

① 脐冒：原脱，据青莲书屋本、三余堂本、上洋江左书林本补。
② 冒疝：原脱，据青莲书屋本、三余堂本、上洋江左书林本补。

治也。凡人年老，逐渐矬矮，其犹骨缩之病乎?

治验

一人身长五尺，因伤酒色，渐觉肌肉消瘦，予令灸关元三百壮，服保元丹一斤，自后大便滑，小便长，饮食渐加，肌肉渐生，半年如故。此自消瘦，与骨缩有间，不知何缘附此，中间疑有缺文。

手 颤 病

四肢为诸阳之本，阳气盛，则四肢实，实则四体轻便。若手足颤摇，不能持物者，乃真元虚损也。常服金液丹五两，姜附汤，自愈。若灸关元三百壮则病根永去矣。手足颤摇，终身痼疾，若伤寒初起如是者，多难治。若过汗伤营而致者，宜以重剂扶阳，加以神气昏乱者，亦不治。

老人便滑

凡人年少，过食生冷硬物面食，致冷气积而不流，至晚年，脾气一虚，则胁下如水声，有水气，则大便随下而不禁，可服四神丹、姜附汤，甚者灸命关穴。此病须早治，迟则多有损人者。又脾肾两虚，则小便亦不禁，服草神丹五日，即可见效。老人大便不禁，温固灸法为妥，若连及小便而用草神丹，中有朱砂、琥珀，恐非其宜。

老人口干气喘

老人脾虚，则气逆冲上逼肺，令人动作便喘，切不可用削气苦寒之药，重伤其脾，致成单腹胀之证。可服草神丹、金液丹、姜附汤而愈，甚者灸关元穴。肾脉贯肺系舌本，主运行津液，上输于肺，若肾气一虚，则不上荣，故口常干燥，若不早治，死无日矣。当灸关元五百壮，服延寿丹半斤而愈。口干气喘，系根元虚而津液竭，庸医不思补救，犹用降削苦寒之品，不惭自己识力不真，而妄扫①温补之非宜，及至暴脱，更卸过于前药之误。此辈重台②下品，本不足论，但惜见者闻者，尚不知其谬妄，仍奉之如神明，重蹈覆辙者，不一而足，岂不哀哉！

耳　聋

有为风寒所袭而聋者，有心气不足而聋者，当服一醉膏，滚酒下，汗出而愈。若多酒色人，肾虚而致聋蔽者，宜先服延寿丹半斤，后服一醉膏。若实聋则难治。肾开窍于耳，又胃之宗气别走于耳，故耳聋一证属虚者多，今言心气不足，而用一醉膏，此理未解。又云实聋者难治，尚俟细参。

琦按：人于六十外，精神强健，不减少壮，而惟耳重听，乃肾气固脏之征，多主老寿，不须医治。此书所谓若实聋则难治者，当是指此一种。

气　瘿

若山居人，溪涧中，有姜理石，饮其水，令人生瘿瘤，服消风散当是消瘿散。初者服姜附汤。若血瘿、血瘤则不可治，妄治害人。

三　虫

三虫者，蛔虫、蛲虫、寸白虫③也。幼时多食生冷硬物，及腥厌之物，久之生虫。若多食牛肉，则生寸白。其蛔虫长五六寸，发则令人心痛，吐清水，贯心则死。寸白虫如葫芦子，

---

① 扫：弃。《说文解字》："扫，弃也。"
② 重台：用以比喻同类事物中最低下者。
③ 寸白虫：绦虫的别称。

子母相生，长二三寸，发则令人腹痛。蛲虫细如发，随气血周游遍身，出皮肤化为疯癫，住腹中，为蛲瘕，穿大肠为痔漏，俱宜服安虫散。若人谷道痒痛，当用轻粉少许服之，来日虫尽下，寸白虫亦能下。

治验

一妇人病腹胀，诸药不效，余令解腹视之，其皮黄色光如镜面，乃蛲瘕也。先炙牛肉一斤，令食后用生麻油调轻粉五分服之，取下蛲虫一合，如线如须状，后服安虫散而愈。

蛊　毒

闽广之人，以诸虫置一器内，令其互相唼食，候食尽而独存者，即蛊也。中其毒，则面目黄肿，心腹胀满疼痛，或吐涎血，久则死矣。初得时用皂角一挺，槌根二两，水煎浓汁二盏，临卧服之，次早取下毒物后，用以万岁藤根①，湿纸裹煨熟，每日空心嚼五枚，生麻油送下，三日，毒从大便出。凡人至川广，每日饮食，宜用银筯②，筯白即无妨，筯黑即有毒也。

痫　证

有胎痫者，在母腹中，母受惊，惊气冲胎，故生子成疾，发则仆倒，口吐涎沫，可服延寿丹，久而自愈。有气痫者，因恼怒思想而成，须灸中脘穴而愈。胎痫出于母腹，俗所谓三搐成痫者也。气痫由于七情，故大病后及忧苦人，并纵性贪口腹人率多患此。医书虽有阴阳五脏之分，然皆未得其要，而愈者盖寡。先生此法直中肯綮③，予用之

---

① 万岁藤根：天门冬别名。参见《本草纲目》。
② 筯（zhù著）：用同"箸"，即筷子。
③ 肯綮（qìng庆）：筋骨结合处。比喻要害或事物的关键。

而获效者多矣。

治验

一人病痫三年余，灸中脘五十壮即愈。一妇人病痫已十年，亦灸中脘五十壮，愈。凡人有此疾，惟灸法取效最速，药不及也。

瘰疬

此证由忧思恼怒而成，盖少阳之脉，循胁绕颈环耳，此即少阳肝胆之气，郁结而成。亦有鼠涎堕食中，食之而生，是名鼠病。治法：俱当于疮头上灸十五壮，以生麻油调百花膏傅之，内服平肝顺气之剂，日久自消。切不可用斑蝥、石灰、砒霜之类。《内经》所谓陷脉为瘘①，留连肉腠。此风邪外伤经脉，留滞于肉腠之间，而为瘰疬，乃外感之轻者也。《灵枢经》所谓肾脏受伤，水毒之气出于上，而为鼠瘘②。失治多至殒命，乃内伤之重者也。

妇 人

妇人除妊娠外，有病多与男子相同，但男子以元阳为主，女子以阴血为主，男子多肾虚为病，女子多冲任虚为病。盖冲为血海，任主胞胎，血信之行，皆由冲任而来，若一月一次为无病，愆期者为虚，不及期者为实，脉沉细而涩，月信不来者，虚寒也。血崩者，冲任虚脱也。崩者，倒也。白带者，任脉冷也。任为胞门子户，故有此也。发热减食，皆为气血脾胃之虚；不减食，止发热者，心脏虚也。此外疾病治法皆与男子同。妇人另立一科，原属无谓，业方脉者，不知男女之分，阴阳之异，冲任之原，月

① 瘘：原作"瘘"，诸本同，据《素问·生气通天论》改。
② 瘘：原作"瘘"，诸本同，据医理及上文改。

信之期，胎孕之病，产乳之疾者，则是走方①小技之俦②，乌得称大方哉？

子　嗣

妇人血旺气衰则多子，气旺血衰则无子。若发黑，面色光润，肌肤滑泽，腋隐毛稀，乃气衰血旺也，主多子。若发黄，面无光彩，肌肉粗涩，腋隐毛多，乃气旺血衰也，主无子。若交合时，女精先至，男精后冲者，乃血开裹精也，主成男。若男精先至，女精后来者，乃精开裹血也，主成女。若男女精血前后不齐至者，则不成胎。为子嗣计者，重在择妇，妇人端庄则生子凝重。交合有节，则生子秀美。既生之后，又须选择乳母，儿吮其乳，习其教导，往往类之。先天性情虽禀于父母，而后天体局往往多肖乳母。

血　崩

《经》云：女子二七而天癸至，任脉通，太冲脉盛，月事以时下。若因房事太过，或生育太多，或暴怒内损真气，致任脉崩损，故血大下，卒不可止，如山崩之骤也。治宜阿胶汤、补宫丸半斤，而愈。切不可用止血药，恐变生他病，久之一崩，不可为矣。若势来太多，其人作晕，急灸石门穴，其血立止。血崩之证，乃先后天冲任经隧周身之血，悉皆不能收持，一时暴下，有如山崩水溢，不可止遏，非重剂参附补救不能生也，间有属实者，当以形证求之。

带　下

子宫虚寒，浊气凝结下焦，冲任脉即子宫也不得相荣，故腥物时下。以补宫丸、胶艾汤治之。甚者灸胞门、子户穴各三

---

① 走方：旧时行走江湖的游医，称"走方医"。
② 俦（chóu 愁）：同类，同辈。

十壮，不独病愈，而且多子。<small>带下之证，十有九患，皆由根气虚而带脉不收引，然亦有脾虚陷下者，有湿浊不清者，有气虚不摄者。有阳虚不固者，先生单作子宫虚寒，诚为卓见。</small>

乳　痈

良由脏气虚衰，血脉凝滞，或为风寒所客，着而成痈矣。若阳明蕴热，亦能成此。先觉憎寒壮热，服救生汤一剂，若迟三五日，宜多服取效。

胎　逆　病

妊娠后，多于房事，或食冷物不消，令人吐逆不止，下部出恶物，可服金液丹、霹雳散即好。<small>胎逆即恶阻，俗所谓病儿是也。苟能慎起居，戒房事，节饮食，不但无病儿之患，而生子亦多易育，若谨摄已当，而仍病者，是系孕妇体弱，气血多虚故耳。</small>

午后潮热

若饮食减少，四肢倦怠，午后热者，胃气虚也。若起居如常，但发烦热，乃胃实心气盛也。服茜草汤，五日愈。

脐中及下部出脓水

此由真气虚脱，冲任之血不行，化为脓水，或从脐中，或从阴中，淋沥而下，不治即死。灸石门穴二百壮，服金液丹、姜附汤愈。<small>脐为神阙穴，上脾下肾，不可有伤，若出脓水，先后天之气泄矣，焉得不死。</small>

妇人卒厥

凡无故昏倒，乃胃气闭也，灸中脘即愈。<small>贪食多欲之妇，多有此证。</small>

产后虚劳

生产出血过多，或早于房事，或早作劳动，致损真气，乃成虚劳。脉弦而紧，咳嗽发热，四肢常冷，或咯血吐血，灸石门穴三百壮，服延寿丹、金液丹，或钟乳粉，十日减，一月安。凡虚劳而其脉弦紧者，病已剧矣，况在生产而出血过多者乎！急投温补，唯恐已迟，苟或昧此，尚欲滋阴，愈无日矣。

小　儿

小儿纯阳，其脉行疾，一息六七至为率，迟冷数热，与大人脉同。但小儿之病，为乳食所伤者，十居其半，发热用平胃散，吐泻用珍珠散，头痛发热，恐是外感，用荜澄茄散，谷食不化，用丁香丸，泄泻用金液丹。小儿之脉较之大人固是行疾，第略差半至一至为率，若六七至，非平脉也。平脉而六七至，则数脉将八至矣，脉至八至非脱而何。

惊　风

风木太过，令人发搐，又积热蓄于胃脘，胃气瞀①闭，亦令卒仆，不知人事。先服碧霞散吐痰，次进知母黄芩汤，或青饼子、朱砂丸皆可。若脾虚发搐，或吐泻后发搐，乃慢惊风也，灸中脘三十壮，服姜附汤而愈。小儿之急惊、慢惊，犹大人中风之闭证、脱证，温清补泻，审病当而用药确，自无差讹。

斑疹即痘子

小儿斑疹，世皆依钱氏法治之，此不必赘。但黑泡斑及缩

---

① 瞀（mào冒）：头目不清，视物昏花，此处指胃热上冒而致神明不清。

陷等证，古今治之，未得其法，以为火而用凉药治者，十无一生。盖此乃污血逆于皮肤，凝滞不行，久则攻心而死。黄帝正法，用霹雳汤、姜附汤。凡多死之证，但用此法，常有得生者。盖毒血死于各经，决无复还之理。惟附子健壮，峻走十二经络，故用此攻之，十中常生八九。于脐下一寸，灸五十壮，则十分无事。若以凉药凝冰其血，致遍身青黑而死，此其过也。世俗凡遇热证，辄以凉药投之，热气未去，元气又漓，此法最不良。余每遇热证，以知母五钱煎服，热即退，元气无损，此乃秘法。钱氏之法，后世儿医咸遵守之，以五行五色而分五脏之证，以顺逆险而为难易不治之条，所用之药不过温平无奇，阳热之逆诚可救全，阴寒之逆，百无一愈。其后陈氏虽云得法，十中或救一二，不若先生之论，阐千古之秘奥，为救逆之神枢。儿医苟能奉行，自然夭枉者少矣。每见世俗一遇逆证，勿论阴阳，辄云火闭，石膏、黄连、大黄用之不厌，人皆信之，至死不悔。近时费氏《救偏琐言》一出，庸子辄又奉为典型。在证药相合者，虽偶活其一二，而阴寒之证，亦以其法治之，冤遭毒害者，不知凡几矣。

午后潮热

小儿午后潮热，不属虚证，乃食伤阳明，必腹痛吐逆，宜用来复丹、荜澄茄散。

吐　泻

小儿吐泻因伤食者，用珍珠散；因胃寒者，用姜附汤，吐泻脉沉细，手足冷者，灸脐下一百五十壮；慢惊吐泻灸中脘五十壮。人家肯用姜附，小儿亦已幸矣，若灼艾至一百五十壮，以此法劝之，断乎不允，只索托之空言耳。

面目浮肿

此证由于冷物伤脾，脾虚不能化水谷，致寒饮停于中焦，轻者面目浮肿，重者连阴囊皆肿。服金液丹，轻者五日可愈，重者半月全愈，当饮软粥半月，硬物忌之。金液丹洵①是活命之神药，但世人不识。在大人尚有许多疑虑，小儿焉肯用哉！

咳　嗽

小儿肺寒咳嗽，用华盖散；若服凉药，并止咳药更咳者，当服五膈散；若咳嗽面目浮肿者，服平胃散；咳而面赤者，上焦有热也，知母黄芩汤。咳而面赤属上焦实热者，宜用知母黄芩，若咳甚而面赤兼呕涎沫者，则当以温补气血为宜。

溏　泻

冷气犯胃，故水谷不化，大便溏滑，甚则脱肛者，厚肠散、半硫丸主之。

腹　胀

冷物伤脾则作胀，来复丹、全真丹，皆可用。

痢　疾

痢因积滞而成者，如圣饼化积而愈；暑热所伤，下赤而肿者，黄连丸；腹痛者，当归芍药汤；寒邪客于肠胃下白者，姜附汤、桃花丸。

水　泻

火热作泻，珍珠散；食积作泻，如圣饼、感应丸。

---

① 洵（xún 寻）：诚然，实在。

胎寒腹痛

脏气虚则生寒，寒甚则腹痛，亦有胎中变寒而痛者。调硫黄粉五分，置乳头令儿吮之，即愈。三四岁者，服来复丹。

下　血

暑中于心，传于小肠，故大便下血，宜当归建中汤。

牙　疳

胃脉络齿荣牙床，胃热则牙缝出血，犀角化毒丸主之出《局方》。肾虚则牙齿动摇，胃虚则牙床溃烂，急服救生丹，若齿龈黑，急灸关元五十壮。牙齿动摇或有知其胃虚者，至牙床溃烂，谁不曰胃火上攻，敢服救生丸并灸关元者鲜矣。

蝼　蛄　疖①

风寒凝于发际，或冷水沐头，小儿头上生疖，麻油调百花散涂之。如脑痈初起，亦服救生汤。

秃　疮

寒湿客于发腠，浸淫成疮，久之生虫，即于头上，灸五十壮自愈。看其初起者，即是头也。

水　沫疮

小儿腿胻间有疮，若以冷水洗之，寒气浸淫遂成大片，甚

①　蝼蛄疖：常见头皮疮疡之一。多生于小儿头皮，疮形虽小，但常一处未愈，他处又发，相连如蝼蛄串穴之状。

至不能步履。先以葱椒姜洗挹①干，又以百花散糁②之，外以膏
药贴之，出尽毒水，十日全愈。

周身各穴

巨阙在脐上五寸五分。

中脘在脐上四寸。

神阙在脐中。

阴交在脐下一寸。

气海在脐下一寸五分。

石门在脐下二寸三分，女人忌灸，即胞门子户。

关元在脐下三寸。

天柱在一椎下两旁，齐肩。

肺俞在三椎旁挟脊，各相去一寸五分。

心俞在五椎下挟脊，各相去一寸五分。

肝俞在九椎旁挟脊，各相去一寸五分。

脾俞在十一椎旁挟脊，各相去一寸五分。

肾俞在十四椎下两旁挟脊，各相去一寸五分。

腰俞在二十一椎下间。

涌泉在足心陷中。

承山在昆仑上一尺肉间陷中。

三里四穴，二在曲池下一寸，即手腕下一寸；二在膝下三寸，骺骨外大筋内宛宛中。

中府在乳上三肋骨中。

食窦即命关，在中府下六寸。

---

① 挹（yì亦）：舀、汲取。
② 糁（sǎn伞）：洒，散落。此处指代上药方法。

天突在结喉下四寸宛中。

地仓一名胃维，挟口吻旁四分。

上星在鼻上，入发际一寸。

前顶入发际四寸五分。

目窗当目上入发际一寸五分。

脑空在脑后入发际三寸五分。

风府入发际一寸。

神　方

金液丹　一名保元丹，一名壮阳丹

余幼得王氏《博济方》云：此丹治百种欲死大病。窃尝笑之，恐无是理。比得扁鹊方，以此冠首，乃敢遵用，试之于人，屡有奇效，始信圣人立法，非不神也，乃不信者，自误耳。此方古今盛行，莫有疑议。及孙真人著《千金方》，乃言硫黄许多利害，后人畏之，遂不敢用。亦是后人该堕夭折，故弃大药而求诸草木，何能起大病哉？余观今人之病，皆以温平药养死而不知悔，余以此丹起数十年大病于顷刻，何有发疽之说？孙真人之过也。凡我同志，请试验之，自见奇效。

此丹治二十种阴疽，三十种风疾，一切虚劳，水肿，脾泄，注下，休息痢，消渴，肺胀，大小便闭，吐衄，尿血，霍乱，吐泻，目中内障，尸厥，气厥，骨蒸潮热，阴证，阴毒，心腹疼痛，心下作痞，小腹两胁急痛，胃寒，水谷不化，日久膀胱疝气膨膈，女人子宫虚寒，久无子息，赤白带下，脐腹作痛，小儿急慢惊风，一切疑难大病，治之无不效验。

舶上硫黄①十斤，用铜锅熬化，麻布滤净，倾入水中，再熬再倾，如此七次，研细，入阳城罐②内，盖顶铁丝扎定，外以盐泥封固八分厚，阴干，先慢火煅红，次加烈火，煅一炷香，寒炉取出，埋地中三日，去火毒，再研如粉，煮蒸饼为

---

① 舶上硫黄：旧时优质的药材硫黄多由船舶从海外载入，故名。
② 阳城罐：旧时炼丹所用陶罐，以山西阳城所产质量最好，故名。

丸，梧子大。每服五十丸或三十丸，小儿十五丸。元气虚人宜常服之，益寿延年功力最大。一切牛马六畜吐食者，灌硫末立愈。一切鸡鹅鸭瘦而欲死者，饲以硫末，可以立愈，且易肥。

作蒸饼法：清明前一日，将干面打成薄饼，内放干面，包裹阴干。

保命延寿丹

此丹治痈疽，虚劳，中风，水肿，臌胀，脾泄，久痢，久疟，尸厥，两胁连心痛，梦泄，遗精，女人血崩、白带，童子骨蒸劳热，一切虚羸，黄黑疸，急慢惊风百余种欲死大病，皆能治之。一粒胜金液丹十粒，久服延年益寿。

硫黄　明雄黄　辰砂　赤石脂　紫石英　阳起石火煅醋淬三次

每味各二两，研作粗末，同入阳城罐，盖顶铁丝扎定，盐泥封固厚一寸，阴干。掘地作坑，下埋一半，上露一半，烈火煅一日夜，寒炉取出。研细，醋丸梧子大。每服十粒，空心送下，童男女五粒，小儿二三粒，俱见成效。

大　丹

此丹补肾气，驻颜色，活血脉，壮筋骨，轻步履，明耳目，延年益寿。治虚劳发热，咳嗽咯血，骨蒸盗汗，怔忡惊悸，一切阴疽冷漏，小儿斑痘缩陷，水肿，臌胀，黄黑疸，一切虚羸大病，功同延寿丹，常服可寿百岁余。但富贵人方得合此，贫者难合，只服金液丹，亦妙也。

大朱砂一斤要有墙壁者，为粗末，入阳城罐。先用蜜拌，安砂在底，次以瞿麦末、草乌末、菠薐①末各五钱，以鸡子清五钱拌匀，盖在砂上。以罐盖盖住，铁丝扎好，盐泥封固阴干，掘地作坑，下埋五分，上露五分，烈火煅一日夜，寒炉取出。研细，醋打半夏糊丸芡实大，滑石为衣，以发光彩。银器收贮，每服五粒，或三粒，空心面东热酒下。凡用入药中并为衣者，俱如此制，则无毒，可放心服。

中　丹

此丹补肾气，壮筋骨，延年不老，治脾疟，黄黑疸，脾泄久痢，虚肿水肿，女人血崩白带，骨蒸劳热，小儿急慢惊风，及暴注肠滑，洞泄，中风，诸般疮毒，皆效。

雄黄十两　赤石脂二两

共为粗末，亦用前五味拌制，如大丹法，取研极细，醋糊丸芡实大。大人服十丸，小儿三五丸，空心热酒或米饮下。

三　黄　丹

此丹治中满，胸膈痞闷，中风，痰喘气急，大便虚秘，功与中丹同，但略峻耳。

雄黄　雌黄　硫黄

各五两，为粗末，制法如大丹。研极细，醋糊丸芡实大。每服十丸，空心米饮下。

四　神　丹

此丹治病功力与延寿丹同，治虚证更多，能止怔忡、惊悸

---

① 菠薐（líng 灵）：各本同，疑作"菠薐（léng 棱）"，即菠菜。

诸般大病。

同前三黄丹，外加辰砂五钱。

制法、合法、丸法俱如前。每服四十丸，空心白汤下。

五 福 丹

此丹功力与延寿丹、中丹同，又能壮阳治阳萎，于肾虚之人功效更多。

雄黄　雌黄　硫黄　辰砂　阳起石

各五两，制法、合法、丸法皆如前，每服三四十丸，空心米饮下。

紫 金 丹

此丹补脾肾虚损，活血壮筋骨，治下元虚惫，子宫寒冷，月信不调，脐腹连腰疼痛，面黄肌瘦，泄泻精滑，一切虚损之证。

代赭石烧红，醋淬七次　赤石脂制法同　禹余粮制法同

各五两，共研细末。入阳城罐，盐泥封固一寸厚，阴干，大火煅三炷香，冷定。再研极细，醋糊丸芡实大。每服十丸，热酒送下。

全 真 丹

此丹补脾肾虚损，和胃，健下元，进饮食，行湿气。治心腹刺痛，胸满气逆，胁下痛，心腹胀痛，小便频数，四肢厥冷，时发潮热，吐逆泄泻，暑月食冷物不消，气逆痞闷，男女小儿面目浮肿，小便赤涩淋沥，一切虚寒之证。

高良姜炒，四两　干姜炒，四两　吴茱萸炒，三两　大附子制

陈皮　青皮各二两

上为末，醋糊丸梧子大。每服五十丸，小儿三十丸，米饮下。无病及壮实人不宜多服。

来复丹

此丹治饮食伤脾，心腹作痛，胸膈饱闷，四肢厥冷；又治伤寒阴证，女人血气刺痛或攻心腹，或儿枕作痛，及诸郁结之气。真良方也。

陈皮去白　青皮　大川附制　五灵脂各六两　硝石　硫黄各三两

上为末，蒸饼丸梧子大。每服五十丸，白汤下。

草神丹

此丹大补脾肾，治阴毒伤寒，阴疽痔漏，水肿臌胀，中风半身不遂，脾泄暴注，久痢，黄黑疸，虚劳发热，咳嗽咯血，两胁连心痛，胸膈痞闷，胁中如流水声，童子骨蒸，小儿急慢惊风，痘疹变黑缩陷，气厥卒仆，双目内障，吞酸逆气，痞积血块，大小便不禁，奔豚疝气，附骨疽，两足少力，虚汗不止，男子遗精梦泄，沙石淋，溺血，妇人血崩血淋，暑月伤食，腹痛，呕吐痰涎，一切疑难大病。此丹乃药中韩信也，取效最速。好生君子广试验之，知不诬也。

川附子制，五两　吴茱萸泡，二两　肉桂二两　琥珀五钱，用柏子煮过另研　辰砂五钱，另研　麝香二钱，另研

先将前三味为细末，后入琥珀、辰砂、麝香三味，共研极匀。蒸饼丸梧子大。每服五十丸，米饮下，小儿十丸。

神方 **姜附丹**

此丹补虚助阳消阴，治伤寒阴证，痈疽发背，心胸作痛，心腹痞闷，喉痹，颐项肿，汤水不下，及虚劳发热，咳嗽吐血，男妇骨蒸劳热，小儿急慢惊风，痘疹缩陷，黑泡水泡斑，脾劳面黄肌瘦，肾劳面白骨弱，两目昏翳内障，脾疟久痢，水泻米谷不化。又能解利两感伤寒，天行瘟疫，山岚瘴气及不时感冒等证。

生姜切片，五两 　 川附子炮切片、童便浸，再加姜汁炒干，五两

共为末。每服四钱，水一盏，煎七分，和渣服。若治中风不语，半身不遂，去附子，用川乌去黑皮，制法与附子同。

霹 雳 汤

治脾胃虚弱，因伤生冷成泄泻，米谷不化，或胀、或痛、或痞，胸胁连心痛，两胁作胀，单腹臌胀，霍乱吐泻，中风半身不遂，脾疟黄疸，阴疽入蚀骨髓，痘疹黑陷，急慢惊风，气厥发昏，又能解利阴阳伤寒，诸般冷病寒气。

川附泡去皮脐，五两 　 桂心去皮尽，二两 　 当归二两 　 甘草一两

共为细末。每服五钱，水一大盏，生姜七片，煎至六分和渣通口服，小儿止一钱。

救 生 汤

治一切痈疽发背，三十六种疔，二十种肿毒。若初起憎寒壮热，一服即热退身凉，重者减半，轻者全愈。女人乳痈、乳岩初起，姜葱发汗立愈。又治手足痰块，红肿疼痛，一服即消。久年阴寒冷漏病，一切疮毒，服之神效。

芍药酒炒　当归酒洗　木香忌火　丁香各五钱　川附炮，二两

共为细末。每服五钱，加生姜十片，水二盏煎半，和渣服。随病上下，食前后服。

钟乳粉

治劳咳咯血，老人上气不得卧，或膈气腹胀，久咳不止，及喉风、喉肿，两目昏障，童男女骨蒸劳热，小儿惊风，胎前产后发昏不省人事，一切虚病，能先于脐下灸三百壮，后服此药，见效如神。盖虚劳乃肾气欲脱，不能上荣于肺，此药是润肺生水之剂，后因邪说盛行，以致此药隐闲。丹溪云：多服发渴淋。此言甚谬，余家大人服三十年，未尝有此疾，故敢附此。服此药，须忌人参、白术二味。

石钟乳一斤，煅成粉。制法见李时珍《本草》内，再入石鼎，煮三炷香，研极细。每服三钱，煎粟米汤下。但此药难得真者，多以滴乳石乱之，真者浮水，性松，煅易成粉。

荜澄茄散

治脾胃虚满，寒气上攻于心，心腹刺痛，两胁作胀，头昏，四肢困倦，吐逆发热，泄泻饱闷等证。

荜澄茄　高良姜　肉桂　丁香　厚朴姜汁炒　桔梗去芦　陈皮　三棱炮，醋炒　甘草各一两五钱　香附制，三两

为细末。每服四钱，姜三片，水一盏，煎七分，和渣服。

半硫丸

治胃虚，心腹胀满，呕吐痰涎，头目旋晕，困倦不食，或大便滑泄，水谷不化，小儿面目浮肿，小便赤淋。

半夏姜矾牙皂煎水炒　倭硫　生姜各五两

同捣碎，水浸蒸饼糊丸，梧子大。每服五十丸，小儿二三
十丸，白汤下。

渗 湿 汤

治脾胃虚寒，四肢困倦，骨节酸疼，头晕鼻塞，恶风，多
虚汗，痰饮不清，胸满气促，心腹胀闷，两胁刺痛，霍乱吐泻。
此药能暖脾胃，辟风寒，祛瘴疫，除风湿。

厚朴二两　丁香　甘草　附子各一两　砂仁　干姜　肉果面
裹煨透　高良姜各八钱

锉碎。每用五钱加姜三片，枣三枚，水一盏煎七分，去渣，
空心服。

生姜半夏汤

治风痰上攻，头旋眼花，痰壅作嗽，面目浮肿。
生姜　半夏各三两
共捣饼，阴干为末。每服四钱，加姜五片，水煎温服。

附子半夏汤

治胃虚，冷痰上攻，头目旋晕，眼昏呕吐等证。
川附　生姜各一两　半夏　陈皮去白，各二两
共为末。每服七钱，加姜七片，水煎服。

平 胃 汤

治老人气喘咳嗽。
葶苈炒，一两　官桂去粗皮，一两，另研　马兜铃去丝蒂，三两

共为末。每用三钱，水一盏煎七分，于食后细细呷之。

太白丹

疗咳嗽，化痰涎。

枯矾煨　寒水石煅　元精石煅，各四两　半夏制　天虫炒去丝
天南星制　白附子各二两

上为末。面糊丸面糊即蒸饼也梧子大，每服三十丸，食后姜
汤下。

鹿茸丸

温补下元，疏通血脉，明目轻身。

鹿茸一具，去毛酥炙　鹿角霜二两　川楝子炒取净肉　青皮　木
香各一两

上为末。蒸饼丸梧子大，每服三十丸，空心盐汤下。

黄药子散

治缠喉风，颐颔肿及胸膈有痰，汤水不下者，用此吐之。

黄药子即斑根一两

为细末，每服一钱，白汤下，吐出顽痰，即愈。

八风汤

治中风，半身不遂，言语謇塞，口眼㖞斜。先灸脐下三百
壮，后服此药，永不再发。若不加灸，三年后仍发也。

当归　防己　人参　秦艽　官桂　防风　钗斛　芍药　黄
芪　甘草　川芎　紫菀　石膏　白鲜皮　川乌　川羌活　川独
活　黄芩　麻黄去节　干姜　远志

各等分，锉为末。每服五钱，水酒各半，煎八分，食前服。

八 风 丹

治中风，半身不遂，手足顽麻，言语謇塞，口眼㖞斜。服八风汤，再服此丹，永不再发。

大川乌炮　荆芥穗各四两　当归二两　麝香另研，五钱

上为末。酒糊丸梧子大，空心酒下，五十丸。中风者不可缺此。

换 骨 丹

治中风，半身不遂，言语謇涩，失音中风者。先灸脐下三百壮，服金液丹一斤，再服此药。

当归　芍药　人参　铁脚威灵仙各二两　南星三两　乳香去油，二两　没药去油，二两　麻黄去节，三斤，另煎汁和上药

上各为末。先将前五味和匀，后入乳香、没药以麻黄膏和匀为丸，如弹子大。

每以无灰酒①下一丸，出汗，五日一服。仍常服延寿丹、金液丹。

三五七散

治贼风入耳，口眼㖞斜之证。

人参　麻黄去节　川芎　官桂　当归以上各一两　川乌　甘草各五钱

---

① 无灰酒：古人在酒内加石灰以防酒酸，但易聚痰湿，故不宜入药。入药须用未放石灰的酒，故名。

上为末。每服二钱，茶下，日三次。

蜜 犀 丸

治半身不遂，口眼㖞斜，语言不利，小儿惊风，发搐。

槐角炒，四两　当归　川乌　元参炒，各二两　麻黄　茯苓乳拌　防风　薄荷　甘草各一两　猪牙皂角去皮弦子，炒，五钱　冰片五分，另研

先以前十味为末，后入冰片和匀，蜜丸樱桃大。每服一丸，小儿半丸，细嚼茶清下。

白 龙 丸

治风邪言语不遂等证，面如虫行，手足麻木，头旋眼晕，及伤风、伤寒，头痛拘急，小儿急慢惊风，大人风搐失音，并皆治之。

天南星四两，以生姜四两同捣成饼　川乌　甘草　藁本　甘松　白芷　桂心各二两　海桐皮一两　石膏二两，煅，研极细

以前八味共为末，糯米糊丸弹子大，石膏为衣，茶清下，大人一丸，小儿半丸。若治伤寒，姜葱汤下，出汗。

华 盖 散

治伤寒，头痛发热，拘急，感冒，鼻多清涕，声音不清。大能解利，四时伤寒，瘟疫瘴气等证。

麻黄四两，浸去沫　苍术八两，米泔浸　陈皮　官桂　杏仁去皮尖　甘草各二两

共为末。每服四钱，水盏半，煎八分，食前热服，取汗。

祛 风 散

治风寒头痛，遍身拘急，破伤风，洗头风，牙槽风，肩背痉直，口噤。

天南星二两，泡　生姜一两，同南星制　防风二两　甘草一两

共为末。每服四钱，姜七片水煎服，取汗，无汗再服。

当归柴胡汤

治伤寒头痛，发热恶寒，肢节痛，吐逆。

柴胡五钱　半夏二钱，以生姜一钱同捣　当归一钱　甘草五分

加姜、枣，以水二盏煎至八分，热服取汗，微微即止。

大 通 散

治伤寒胃中有热，或服热药太多，发狂言，弃衣而走，登高而歌，或腹痛下血，但实热者用之，虚人大忌。

大黄二钱　枳实麸炒，二钱　甘草一钱

水煎空心热服，不利再服，得利即止。

知母黄芩汤

治伤寒胃中有热，心觉懊恼，六脉洪数，或大便下血。

知母二钱　黄芩二钱　甘草一钱

水煎热服。

当归芍药汤

治中暑下血，血痢腹痛。

当归　芍药各二钱

水煎热服。

四 顺 散

治中暑冷热不调，大便下赤白脓。

川黄连酒炒　当归　芍药各二钱　御米壳去隔膜，醋炒，二钱

加生姜七片水煎，食前热服。

知 母 散

解一切烦热，口干作渴饮水，若系实热，皆以此解之，不损元气。若困倦减食者，乃胃虚发热也，不可服凉药，当以温中为主。

知母五钱，盐水炒，研末　姜三片

水一盏，煎六分，温服。

术 附 汤

治六七月中湿，头疼，发热恶寒，自汗，遍身疼痛。

附子炮，一两　白术土炒，二两　甘草炒，五钱

共为末。每服五钱，姜七片，水煎热服。

截 疟 丹

治一切疟疾，但疟不宜截，宜补。

硫黄一两　雌黄色红出阴山，一两　砒霜一钱

为末，入罐内，盐泥封固，阴干，打火三香，冷定取出，醋糊丸梧子大。每服五丸，空心米饮下。凡用砒要将萝卜切去盖，下段挖空入砒，以盖盖好，纸包火煨透，存性取出。今此丹系打火炼过，不必萝卜制。

为丸时须研和极匀，若欠匀恐砒有多有少，多处，或致损伤人命。

良姜理中汤

治虚疟、久疟，脾胃虚弱，若初起为冷物所伤，亦用此方。

高良姜　干姜炒　草果去壳炒，各二两

为末。每服四钱，水煎，空心服。

建 中 汤

治久发疟疾，脾胃虚弱，胸膈腹中饱闷，痞块两胁连心痛，四肢沉重，发热，泄泻，羸瘦等证。

附子炮　白术土炒，各二两　芍药酒炒，四两　甘草炒　干姜炒　草果去壳炒，各一两

为末。每服五钱，水煎热服。

二 圣 散

治脾胃虚寒，呕吐不食。

硫黄五两　水银五两

共研末同炒，再研细。每服三钱，米汤下，小儿一钱，姜汤亦可。炒成青砂头，亦治翻胃膈食，吐痰神效。

八 仙 丸

治脾胃久冷，大便泄泻，肠中疠痛，米谷不化，饮食不进等证。

附子炮　高良姜　荜茇　砂仁　肉豆蔻各一两　生姜三两　厚朴四两，姜汁制

为末。醋糊丸梧子大，米饮下，五十丸。

厚 肠 丸

治脾虚伤食，大便下赤白脓，肠鸣腹痛泄下，米谷不化，小儿脾虚滑泄，脱肛，疳瘦等证。

川乌炮　肉桂　硫黄另研　赤石脂煅，各一两　干姜炒，二两

为末。糯米糊丸，梧子大，每服五十丸，白汤下。

阿 胶 丸

治冷热不调，下痢赤白。

黄连　黄柏盐水炒　当归各一两　乌梅肉炒，一两　芍药二两
阿胶蛤粉炒，一两

为末。蒸饼丸梧子大，白汤下，五十丸。

桃 花 丸

治肠胃虚，下赤白脓，小儿脱肛，极效。

干姜炒，二两　赤石脂煅，二两

为末。米糊丸梧子大，米饮下五十丸。

如 圣 饼

治大肠冷热不调，下赤白痢，及大人小儿一切积滞。

密陀僧五钱　诃子大者八个，火煨去核　硫黄三钱　轻粉二钱
石燕一对，洗净烧红，酒焠

为末。面糊丸龙眼大，捏作饼。每用一饼，入灰中略煨热，茶清下。

珍 珠 散

治大人小儿霍乱吐泻。

硫黄　滑石

各二两共为细末。每服二钱，白汤下，不愈再服，小儿一钱。

少 阳 丹

能解利两感伤寒、瘟疫瘴气。

硝石　硫黄　五灵脂醋炒　青皮　陈皮　麻黄

各二两，为末。先以硝石炒成珠，和诸末，米糊丸绿豆大，白汤下五十丸，再以热汤催汗。

中 和 汤

治伤寒、瘟疫，头目昏痛，发热，鼻流清涕，服此不致传染。

苍术一斤，米泔浸　川乌炮　厚朴姜制　陈皮　甘草各四两
草果二两

共为末。每用四钱，生姜七片，水煎和渣服。

还 睛 丹

治脾肾虚衰，精血不生，致双目成内障。

磁石活者，火煅，醋淬七次　硫黄　雄黄　雌黄各二两。共为粗末，入罐，打三炷香，冷定取出，研细配后药　钟乳粉　附子　台椒炒出汗，各二两

共为末，醋糊丸梧子大。每服二十丸，空心米饮下，日二服。半月觉热攻眼，勿惧，乃肾气潮眼，阳光复生也。热时，用两手搓热揉之，揉一番，光明一番，六十日后复明。药尽，再服一料。

密蒙花散

治风热攻眼，昏暗多眵，隐涩羞明，或痒，或痛，渐生翳膜，或患头风在先，牵引两眼，渐觉细小，及暴赤肿痛。

密蒙花　木贼去节　川羌活　甘菊花　白蒺藜炒去刺　石决明煅，再用盐水煎

各等分为末。食后，茶清下三钱。

拨 云 散

治上焦壅热，眼目赤肿，疼痛，或生翳障，先服洗肝散，后服此药。

荆芥穗　川芎　防风各二两　枳壳麸炒　蝉蜕去翅足　薄荷龙胆草　甘草各五钱

共为末。每服二钱，食后服。

洗 肝 散

治脏火太过，壅热攻目，或翳障疼痛。
大黄二钱　黄芩三钱
水煎食前服。

补 肝 丸

能补肝肾之气，服还睛丸后，多服此药。
台椒炒　仙灵脾剪去边弦，蜜水炙　白蒺藜炒去刺
各等分为末，酒糊丸梧子大，空心米汤下，三十丸。

文 蛤 散

治目弦肿，大小眦成赤疮。

五倍子

一两研末，每服三钱，水一盏煎八分，先洗，后以箸头点之。

一　醉　膏

治耳聋。

麻黄一斤，以水五升，熬一升，去渣熬膏。每服一钱七分，临卧热酒下，有汗即效。

睡　圣　散

人难忍艾火灸痛，服此即昏睡，不知痛，亦不伤人。

山茄花八月收　火麻花八月收。按：八月中火麻花已过时，恐作七月为是

收此二花时，必须端庄闭口，齐手足采之。若二人去，或笑，或言语，服后亦即笑，即言语矣。采后共为末，每服三钱，小儿只一钱，茶酒任下。一服后即昏睡，可灸五十壮，醒后再服再灸。

按：山茄子，今谓之风茄儿，其花亦谓之曼陀罗花。火麻即大麻。今圃地所植之黄麻乃是此种。《本草纲目》云：曼陀罗花，生北土，南人亦有栽者。春生夏长，独茎直上，高四五尺，生不旁引，绿茎碧叶，叶如茄叶。八月开白花，凡六瓣，状如牵牛花而大，攒花中折，骈叶外包，朝开夜合。结实圆而有丁拐，中有小子。八月采花，九月采实。花实气味俱辛温有毒，主治诸风及寒湿脚气，惊痫脱肛等证。相传此花，笑采浸酒饮，令人笑，舞采浸酒饮，令人舞，予尝试之。饮须半酣，更令一人或笑或舞，引之乃验，又云：七月采火麻子花，八月采山茄子花，阴干，等分为末，热酒调服三钱。少顷，昏昏如醉，割疮、灸火不觉苦痛，盖古方也。今外科所用麻药即是此散，服之并无伤害。

薄　荷　散

治心肺壅热，头目不清，咽喉不利，精神昏浊，小儿膈热。

真薄荷二两　桔梗三两　防风二两　甘草一两

为末。每服四钱，灯心煎汤下。

碧　云　汤

治风痰上攻，头目昏眩，咽喉疼痛，涎涕稠黏。

荆芥穗二两　牛蒡子炒，一两　真薄荷一两

为末。食后，茶下三钱。

丁　香　丸

治宿食不消，时发头疼，腹痛。

丁香　乌梅肉　青皮　肉桂　三棱炮，各二两　巴豆去油，

一两

为末，米糊丸黍米大，白汤下七丸，小儿三丸。

润　肠　散

治老人虚气、中风、产后大便不通。

枳实麸炒　青皮　陈皮各一两

共为末。每服四钱，水一盏，煎七分，空心服。

菟丝子丸

补肾气，壮阳道，助精神，轻腰脚。

菟丝子一斤，淘净酒煮，捣成饼，焙干　附子制，四两

共为末，酒糊丸梧子大，酒下五十丸，十日后强壮。

石 膏 丸

治肾厥头痛，及肾虚咳嗽，烦闷，遗尿。

石膏一两　硫黄一两　硝石一两，合硫黄同研　天南星一两，用生姜一两同捣

为末，面糊丸梧子大，食前米饮下五十丸，日二次。

宣 风 丸

治风湿脚气，走注上攻，两足拘急疼痛，或遍身作痛。

黑丑①取头末，二两　青皮一两　胡椒二十一粒　全蝎二十四枚，去头足

共为末，蜜丸梧子大。食前，白汤下五十丸，或三十丸。

五 膈 散

治肺伤寒，误服凉药，冰消肺气，胸膈膨胀，呕吐酸水，口中如含冰雪，体倦减食，或成冷劳，胸中冷痰，服此皆效。

人参　黄芪炙　白术　麦冬　官桂　附子炮　干姜炒　远志去心　台椒　北细辛　百部去芦　杏仁各等分

共为末。水煎服四钱。

撮 气 散

治凉药伤肺，饮食不下，胸膈饱闷，吞酸气逆，久嗽不止。

白术　干姜各二两　黄芪蜜水拌炒　附子　川椒　杏仁各一两　甘草五钱

---

① 黑丑：牵牛花的别名。

共为粗末，水煎服四钱。初服冷热相搏，觉烦闷欲吐，少顷撮定，肺气自然下降矣。

麦 煎 散

治幼年心络为暑所伤，每至暑时，即畏热困倦减食。

知母　乌梅肉　地骨皮　柴胡各二钱　大麦一撮

上锉片成一剂，水煎，温服缓下。

剪 红 丸

治远年近月，肠澼下血。

吴茱萸去梗，二两　荆芥穗二两　川乌一两

上炒黄色，共为末，醋糊丸梧子大，每服五十丸，空心白汤下。

分 气 丸

治心腹痞闷疼痛，两胁气胀，痰涎上攻，咽嗌不利，能行气，化酒食。

黑丑半生半熟取头末，四两　青皮炒　陈皮炒　干姜炮　肉桂各一两

共为末，水法梧子大。每服三十丸，空心姜汤下。

镇 心 汤

治心气不足，为风邪鬼气所乘，狂言多悲，梦中惊跳。

人参　茯苓　石菖蒲桑叶水拌炒　远志　木香　丁香各一钱　甘草　干姜各五钱　大枣三枚

水煎空心服。

远　志　丸

治心气不足，多悲，健忘，精神昏默，手颤脚搐，多睡。

远志　人参　石菖蒲　茯苓

为末，蜜丸梧子大。每服三十丸，酒枣汤任下。

定　痛　丸

治奔豚上攻，心腹腰背皆痛，或疝气连睾丸痛。

木香　马蔺草①醋炒　茴香　川楝子炒，各一两

共为末。每服四钱，滚酒下，连进二服，其痛即止。

阿　胶　散

治肺虚咳嗽咯血。

牙香②三两，炒　阿胶一两，蛤粉炒成珠

为末。每服三钱，姜汤下，日三次。

定　风　散

治破伤风及洗头、牙槽等风，牙关紧急，项背强直，角弓反张。若一二日者，服此可治，五七日者难治，须急灸脐下三百壮。

川乌炮，二两　防风二两　雄黄一两

共为末。每服四钱，水煎，和渣服，日三次，出汗愈。

安　虫　散

治虫攻心痛，吐清水。如蛲虫，发则腹胀，寸白虫则心痛，

---

① 马蔺草：为鸢尾科鸢尾属植物马蔺的全草。

② 牙香：沉香之别名。

并治之。

干漆炒至烟尽，五钱　鹤虱炒净　雷丸切炒，各一两

共为末。每服二钱，小儿一钱，米汤下。

槟　榔　丸

治小便淋涩不通及血淋、石淋。

槟榔　芍药　苦楝子炒　马蔺花各一两

共为末。每服四钱，酒煎热服。

换　骨　散

治癫风，面上黑肿，肌肉顽麻，手足疼痛，遍身生疮。先灸五脏俞穴，后服此药。

乌蛇去头尾酒煮取肉　白花蛇同上制法　石菖蒲　荆芥穗　蔓荆子　天麻酒炒　胡首乌小黑豆拌，蒸、晒　白杨树皮炒，各二两甘草炒　地骨皮酒炒　枳壳麸炒　杜仲盐水炒　当归酒炒　川芎酒炒　牛膝盐水炒，各一两

共为末。每服二钱，酒下。

胡　麻　散

治疠风浑身顽麻，或如针刺遍身疼痛，手足瘫痪。

紫背浮萍七月半采，一斤　黑芝麻炒，四两　薄荷苏州者佳，二两牛蒡子炒　甘草炒，各一两

共为末。每服三钱，茶酒任下，日三服。

消　瘿　散

治气瘿，多服取效，血瘿不治。

全蝎三十枚，去头足　猪羊厴即膝眼骨，各三十枚，炙枯　枯矾五钱

共为末，蜜丸梧子大。每服五十丸，饴米糖拌吞或茶任下。

补 宫 丸

治女人子宫久冷，经事不调，致小腹连腰痛，面黄肌瘦，四肢无力，减食发热，夜多盗汗，下赤白带，久服且能多子。

当归酒炒　熟地姜汁炒　肉苁蓉酒洗去膜　菟丝子制法见前　牛膝酒洗，各二两　肉桂　沉香　荜茇去蒂炒　吴茱萸去梗　肉果①各一两　真血竭　艾叶各五钱

共为末，醋糊丸梧子大。每服五十丸，或酒，或白汤任下。

胶 艾 汤

治妇人冲任虚损，月水不调，子宫久冷，腰腹疼痛，赤白带下，或恶露不止。此药能通经络，活死血，生新血。

阿胶蛤粉炒成珠　艾叶　当归　白芍　川芎　熟地各二两　甘草　干姜各五钱

共为末。每服四钱，水煎和渣热服，戒怒气一月。

地 血 散

治妇人心血间有热，饮食不减，起居如常，但发烦热。

茜草　当归　白芍　乌梅　柴胡　知母各一钱

每剂加姜三片，水煎温服。

---

① 肉果：肉豆蔻的别名。

大 青① 膏

治小儿吐泻后，成慢惊，脾虚发搐，或斑疹后发搐。

乌蛇去头尾，酒浸炙　全蝎十枚，去头足　蜈蚣五条，去头足，炙
钟乳粉要真者火煅研极细末，水飞净，五钱　青黛　丁香　木香　川
附子制，各五钱　白附子面包煨熟，一两

共为末，蜜丸龙眼大。每服一丸，滚水下，连进二服，立
瘥。甚者灸中脘五十壮。

碧 霞 散

治痰涎壅盛，卒仆，或发惊搐，一切急症，服此吐痰。

猪牙皂角炙去皮弦　铜青另研　大黄生用　金线重楼即金线钓虾
蟆，制法见后，各五钱。

上为末。每服一钱，小儿三五分，白汤灌下。牙关紧者，
鼻中灌下，吐痰立愈。

万 灵 膏

治小儿疳瘦腹胀，水泻多消。

香附一两　青皮　川黄连　肉桂　巴豆去油　砂仁　肉果各
五钱

上为末，醋糊丸黍米大。每用三五七丸温水下。

育 婴 丹

治小儿面黄肚大，青筋作泻及五疳诸积，健脾进食。

---

① 青：青莲书屋本、三余堂本、上洋江左书林本作"清"。

上好白蜡一两二钱，入铫①顿化，倾入碗内七次　朱砂飞净，一钱，心疳用之　赤石脂一钱，火煅，脾疳用之　青黛一钱，肝疳用之　寒水石一钱，用泥罐上下盖定火煅，肺疳用之　牡蛎一钱，火煅，肾疳用之

先将白蜡研碎，后加各经引药，共研细末，分作十帖。每用鸡蛋一枚，开一小孔，去黄留清，入药一帖，搅匀，纸封口，或蒸，或用火煨，任意食之，酒饭无忌。

抑 青 饼

治小儿惊风，清膈化痰，降热火。

防风　薄荷　桔梗炒，各一两　甘草炙　青黛净，各五钱　冰片四分

共为末，蜜丸芡实大，或捏作饼，姜汤下。

朱 砂 丸

治小儿膈热消痰。

半夏制　辰砂各五钱　杏仁三十粒，去皮

共为末，蒸饼丸，梧子大。每服十丸，或五七丸，食后薄荷汤下。

醒 脾 丸

治久疟不瘥。

川乌五两，姜汁浸去黑皮，切片　大蒜三两，煨去皮

共为末，醋糊丸梧子大。每服二十丸，米饮下，小儿量减。

---

① 铫（diào 掉）：一种有柄，用于煎药或烧水的器具。

夺 命 丹

治中风左瘫右痪，半身不遂，口眼㖞斜，言语謇涩。

川乌<small>酒煮</small>　苍术<small>米泔浸</small>

各四两，共为末，酒糊丸梧子大，空心服十五丸，忌见风，暖盖出汗。

脱 衣 散

治汗斑及紫白癜风。

附子　硫黄

各五钱，共为末，姜汁调，以茄蒂蘸擦三四次，全愈。

百 花 散

治腿肚血风臁疮，小儿蝼蛄疖，或耳底出脓，瘰疬痔漏。

川乌五两捣为末。凡一切疮毒，以麻油调涂，湿者干糁，耳中出水吹入，牛马六畜疮皆可治。人家合酱入此末五钱，不生虫蛆。

附

金线重楼治证

金线重楼<small>俗名金线钓虾蟆</small>，采得去外黑粗皮，用石头打碎，勿见铁器。晒干为末，小罐收贮。凡一切要吐痰涎之证，用代瓜蒂最妙。

治风痰结胸，用一钱，阴阳水和服，吐去痰即愈。

治伤食成疟疾者，用一钱，临发，空心水和服，一吐即愈。

治禁口痢疾，凉水和服一钱，吐痰即愈。

服金液丹各证引药

虚劳白汤下，或姜汤下。

骨蒸潮热，地骨皮汤或炒胡黄连五分煎汤，或丹皮汤下。

吐血茅根汤，或藕节汤下。

消渴，乌梅汤，或石膏汤下。

肺胀，真苏子汤下。

中满，陈皮汤，或木香汤，或芥菜汤下。

水肿，车前子汤，或木通汤下。

休息痢，白者用臭椿根皮汤下，红者用鸡冠花汤下。

脾泄，车前子炒焦煎汤下。

注下，木通汤下。

大便闭，芒硝煎汤下。

小便闭，木通汤下。

尿血，山栀木通汤下，或灯心竹叶汤下。

霍乱，藿香汤下。

吐泻，生姜灯心汤下。

尸厥，姜汤下。

气厥，真苏子汤下。

阴证，附子汤下。

阴毒，黄芪汤，或附子汤下。

目中内障，木贼菊花汤下。

心下作痞，枳实桔梗汤下。

心胃痛，延胡索汤或酒下。

胃寒，米谷不化，干姜麦芽汤下。

两胁急痛，青皮汤下。

肚腹痛，甘草白芍汤下。

脐腹痛，麦芽汤下。

小腹痛，小茴香汤下。

膀胱疝气，小茴橘核汤下。

女人子宫虚冷，姜汤下。

赤带，地榆汤下。

白带，樗白皮汤，或白果炒煅煎酒下。

小儿急惊风，金银花汤下。

慢惊风，人参汤下。

一切疑难之证，俱用姜汤下。

昔人称金液丹有起死回生之功，真是救危神剂，然亦有戒人服饵者。如苏颂①之《本草图经》，寇宗奭②之《本草衍义》，一言其为效虽捷，为患亦速；一言其但知用之为福，而不知为祸。盖亦有所鉴而云，世人于此疑而不敢服者多矣。然余常见二人，年少时，皆荒耽于色，至五十外皆患虚损，服参附渺若不知，有劝饵硫黄者，二人皆服皆有效。一人不能节欲，阅五六年竟以气脱而殒；一人能止欲，至八十余始卒，此目所亲击者也。夫药以治疾，有是疾必得是药而后愈。许叔微所谓"形有寒邪，虽婴孩亦可服金液；脏有热毒，虽羸老亦可服大黄。"至哉通变之说，理不妄也。但中病则已，久服或致偏胜之患。凡药皆如是，岂特金液丹哉！其或服之终身，反致寿考，此其禀受特异余人，非可概论。若夫元气未衰，阴精先耗，此药实非所宜。更或渔色之徒，朝餐夕饵，不以此为治疾之良剂，而以此为逞欲之单方，自戕其生，而不之惧，卒乃归咎于金液丹之不可饵。然则鉴人之伤食而并议稻麻菽麦之不宜餐，鉴人之伤饮而并疑酒浆茗汁不可啜，岂理也哉？因忆书册中所载服硫黄而受益者，采摘数条附录于后以示来者。

《夷坚志》云：唐与正知医，遇人有奇疾，多以意治之。从舅吴巡检病不

① 苏颂：1020—1101 年，宋代天文学家、天文机械制造家、药物学家，著有《本草图经》。

② 寇宗奭（shì 事）：宋代药物学家，著有《本草衍义》。

得前溲，卧则微通，立则涓滴不下，医人遍用通利小肠诸药，穷技巧勿验。因其侄孙来问吴：常日服何药？曰：常服黑锡丹。问：何人结砂？曰：自为之。唐洒然悟曰：此繇①结砂时，铅不死，硫黄飞去，铅砂入积膀胱，卧则偏重，故犹可溲，立则正塞水道，以故不能通。乃取金液丹三百粒分为十服，煎瞿麦汤下之，膀胱所积之铅得硫黄皆化成灰，自水道下，犹累累如细砂，病遂愈。

《类编》云：仁和县一吏早衰，病瘠齿落，从货药道人得一方：碾生硫黄为细末，入猪脏中，水煮脏烂，入蒸饼丸如梧子大，随意服之。两月后饮啖倍常，步履轻捷，年逾九十，略无老态，执役如初。因从邑宰入村，醉食牛血，遂洞下数十行，所泄如金水，顿觉尪②悴，少日而死。李巨源得其事于临安入宫医官管范，尝与王枢使言之，王曰：尝闻猪肪脂能制硫黄，兹用猪脏尤为得理。枢使亦合服之，久亦见效。

《本草通元》云：壬子秋余应试，北雍有孝廉③张抱赤，久荒于色，腹满如斗，以参汤吞金匮丸，小便差利，满亦差减。阅旬日而满腹如故，肢体厥递，仍投前药，竟无裨也。举家哀乱，惟治终事。抱赤泣告曰：若可救我，当终身父事之。余曰：能饵金液丹数十粒，虽不敢谓万全，或有生理。抱赤连服百粒，小便遄④行，满消食进，更以补中、八味并用，遂获全安。故夫药中肯綮，如鼓应桴。世之病是证而不得援者众矣。有如抱赤之倾信者几人哉！且硫非治满之剂，特以元阳将绝，参附无功，藉其纯阳之精，令阴寒之滞，见睍⑤冰消尔。

---

① 繇（yóu 由）：通"由"。自，从。《汉书·魏相传》："政繇冢冢宰。"颜师古云："繇，与由同。"

② 尪（wāng 汪）悴：瘦弱憔悴。

③ 孝廉：明清两代对举人的称呼。

④ 遄：（chuán 传）：快，迅速。《诗·鄘风·相鼠》："人而无礼，胡不遄死！"

⑤ 睍：（xiàn 现）：日光，日气。《诗·小雅·角弓》："雨雪瀌瀌，见睍日消。"

神治诸般风气灵膏

红砒一斤，入罐化汁，用金头蜈蚣、全蝎末投砒内，以砒不起烟为度。又以砒，用槐角子一斗，煮三昼夜，水干为度，上以土筑实，封固，火煅锅通红，死砒脆白化成汁。用砒一两，配前金液硫一两，共研为末，摊于膏药贴患处。

汗斑神效方

黑芝麻一撮　碱汁半杯。按字书无"碱"字，系俗人所造，正写当作"硷"字。

将芝麻研细入碱汁，煎数沸，搽之即愈。

跋①

　　《扁鹊心书》三卷及《神方》一卷，宋绍兴中开州巡检窦材所集录，已尝锓板②行世，而岁久湮没，人间少有见者。古月老人得之，诧为奇书秘册，宝藏不啻在琅函玉笈中。老人精医理，于古今方论，剖析疑似，指斥讹谬，皆合轩岐正义。遇危急之疾，他人缩手告难，老人治之往往奏效。年五十外又得此书，嗣后治人痼疾，益多奇验。没后，其子道周继其业，尝手其书示余，曰：思欲重刊，以传于世。而家贫乏力，迟之十余年，竟不克刊，道周亦没，历今又十余年。见其孙纪云语及是书，因出其祖手录副本见示，上有参论百余条，拾遗补阙③，可谓窦氏功臣。第字句不无讹错，边方亦有蠹蚀。问前者所见原本，则归横塘一藏书家。余深以不得再见为歉，又恐此本久亦湮没不存，爰④加较⑤勘，即以参论诸条附注其下，以付剞劂⑥。一以恩故人昔日见示斯编之意，一以使奇方要诀流传世上，后人用之得以起沉疴而保天年，为益甚无穷也。回思数十年前，与古月老人父子相晤语，宛然畴昔⑦事，岁月如驰，两人墓木已拱⑧，不获亲见是书重刊，为可叹也。老人名珏字念

---

① 跋：此字原无，根据文章体例和内容补。
② 锓（qǐn 侵）板：刻书。
③ 阙：空缺。
④ 爰：于是。
⑤ 较：用同"校"。
⑥ 剞劂（jījué 机决）：雕版，刻书。
⑦ 畴昔：往日，从前。
⑧ 墓木已拱：墓地周围的树木，大者已可两手合围，慨叹故人逝去已久。

庵，因姓胡氏，故自号古月老人。

乾隆乙酉二月丁丑朔紫阳山民王琦书

　　窦氏材生于宋之中叶，而书中有河间、丹溪遗诮后世之语，又钟乳粉方下訾丹溪"多服发渴淋"之说为谬，又言制法见时珍《本草》，何缘举元明人之书而及之，其为后人增益无疑，兼知是编非窦氏原本矣。仲景《伤寒论》，古今奉为不刊之典①，窦氏顾有指摘其未当者数条，盖由胶执其词，未尝融贯以参领其活泼之用，致意见有差池耳。后人自当分别观之，能鉴其是，更能正其非，判然不惑，斯为善读古书者。

　　人禀阴阳二②气以成此身，身之内皆二气所充周也，互以相生，因以相济，而无过与不及之相陵，是以内外和平而无疾病，有疾病者反是。治之者，扶阳保阴，各视其攸宜，损之益之，以期于至当而无偏焉。是书重在扶阳，或者疑其不免偏见，然余尝观天地间日月盈亏，寒暄③递运，雨旸④时若，草木盛衰，而信阳常有余，阴常不足，乃造化自然之枢机。若夫阳常有余，而芸生⑤不厌其有余；阴常不足，而芸生不苦其不足。以此悟扶阳之理视保阴为尤要者，亦本造化当然之轨。则窦氏之书以灼艾为第一，饵丹药为第二，用附子为第三，传此三法以为保命真诀，洵千古不磨之法，何庸排訾⑥其非哉？其议论

---

①　不刊之典：指不容更改和磨灭的记载和典故。
②　二：青莲书屋本、三余堂本、上洋江左书林本作"之"。
③　寒暄（xuān 宣）：犹冬夏。指岁月。
④　旸（yáng 阳）：出太阳；天晴。
⑤　芸生：芸芸众生。佛教语。泛指一切生物。后指众多的普通人。
⑥　排訾（zǐ 子）：排斥诋毁。

张、王以下六子也，非务为好辩以矫异也。序中已明言，学六子之书，以调治小疾百发而百中，特以数十种大病、垂危之证，非其书中所载诸方可能救疗，而别有救疗之方而言也。惟是药与人有宜不宜之殊，方与证有对不对之异，于古书能善读者，又贵能善用。苟仅能见其外之形似，而未能察其内之神机，惘惘然执纸上陈言而尝试之，一有不当，人且乘其间而议是书扶阳之法为误而不可遵循矣。嗟嗟！扶阳正理，何误之有？因用者之不当，而并咎昔人立言之误，吾恐斯人之学亦误于保阴之说，夭枉天下苍生更多而曾不自觉也，可胜叹哉！

二月十三日己丑琢崖又书

雕板未竣，或有阻余者曰：陶节庵录成家秘的本，戒其子勿以示人，恐浅陋者妄肆诋諆①。子珍是编，什袭②而藏之，择其人示焉可矣，胡事镌梨刻枣③，以昭示于世，不虑浅学之徒是非锋④起，或加涂抹，而为是书疮痏⑤与⑥？余曰：人心各异，所见不同，于是书而非之，或涂抹之，如吾子所言固有矣。然岂无重之珍之，更欲重刊之，如古月老人父子者乎！昔华佗能剖割积聚，湔洗⑦肠胃，其方书焚毁不传，后人以为恨，然使

---

① 诋諆（qī七）：毁谤污蔑。
② 什袭：重重包裹，谓郑重珍藏。
③ 镌（juān捐）梨刻枣：指刻板印刷。古代刻板多用梨木和枣木。
④ 锋：势锐也。
⑤ 疮痏（wěi伟）：疮疡；伤痕。
⑥ 与：语气词，同"欤"。
⑦ 湔（jiān煎）洗：洗涤。《后汉书·方术传下·华佗》："若在肠胃，则断截湔洗，除去疾秽，既而缝合，傅以神膏。

其书尚存，恐谓其诞妄不经者必多，孰敢有信而用者！今窦氏之书宁独异于华氏之书耶？余幸其得存于今也，亟重刊之，化一帙①为千百帙，冀其长留天地间，而不至澌灭②无传。后人得之，或有信而用者，以之起死扶衰，通闭解结，而反之于平。则是书实博施济众之良书，其为有功于苍赤③岂少哉！彼执偏滞之见，平居则啧有烦言，于扶阳之理，肆为排击，临险证则袖手彷徨、莫之能救，其学之优劣可一览而知，其言之是非曾何足为重轻乎！

二月二十六日壬寅琢崖又书

---

① 帙（zhì 志）：量词，用于装套的线装书。
② 澌（sī 思）灭：消亡，消失。
③ 苍赤：指百姓。

校注后记

《扁鹊心书》一书为后人托名扁鹊所传，实为宋代窦材于公元1146年所辑，至清代胡念庵参论，王琦刊刻行世之本。

一、作者生平

本书作者窦材，南宋真定人（今河北省正定市），据《扁鹊心书·跋》载，窦材生于宋之中叶，具体生卒年月不详。但有学者研究称，窦材约生活于1070～1146年，似为据《扁鹊心书·奏玉帝青辞》窦材自述绍兴十六年（1146）已"年过不逾"推测。《中国医籍提要》及《中医大辞典》均载窦材祖籍为山阴，为今浙江绍兴也，或以窦材曾任职于绍兴为据。但据《扁鹊心书·进医书表》窦材自称"臣河朔真定之寒士"，河朔泛指黄河以北一带，宋·王存《元丰九域志》载宋之真定府治在真定县，属河北路西路，清雍正元年，因避讳更名正定，即今河北省正定市。光绪十年修《畿辅通志》卷一百三十五《艺文略》称窦材为真定人，查《浙江通志》《绍兴府志》《山阴县志》均不载。故认之为今河北正定市人氏。

窦材曾任绍兴开州巡检等职，世祖隶传于医学，内舍相传。早年习张仲景、王叔和、孙思邈、孙兆、初虞世、朱肱之书，后师关中名医，受得岐黄正术，潜心研究《黄帝内经》，并在实践中加以应用。窦氏总结四五十年临床经验，并集先师所授之法著成《扁鹊心书》。

本书由胡珏参论。胡珏，字念庵，晚号古月老人，清代钱塘县人。精通医理，于古今方论颇有心得。凡危急之症，他医束手，珏治之多奏效。曾重评高鼓峰《医家心法》，参订窦材《扁鹊心书》。

二、版本考证

《扁鹊心书》据记载应成书于南宋绍兴十六年（1146），窦材在《扁鹊心书·序》称："遂将追随先师所历之法，与己四十余稔之所治验，集成医流正道，以救万世夭枉……余因恐遭天谴，不敢自私，刊刻流传，愿仁者勿拘成见而屑视之，斯幸矣。"所以《扁鹊心书》应在南宋绍兴十六年后刊行过。据载"《扁鹊心书》三卷及神方一卷，宋绍兴中开州巡检窦材所集录，已尝锓板行世，而岁久湮没，人间少有见者"，可见原刊刻的本子因种种原因都散佚了，少有流传。

及至清代胡念庵（古月老人）得到《扁鹊心书》，遂诧为奇书秘册，宝藏不啻在琅函玉笈中……并参论百余条，可见胡念庵对此书十分看重和珍惜。胡念庵去世后，他的儿子胡道周曾找当时有名的医学家王琦表示希望能重刊此书，王琦于《扁鹊心书·跋》中载："其子道周继其业，尝手其书示余，曰：思欲重刊，以传于世。而家贫乏力，迟之十余年，竟不克刊，道周亦没，历今又十余年。见其孙纪云语及是书，因出其祖手录副本见示，上有参论百余条，拾遗补阙，可谓窦氏功臣。第字句不无讹错，边方亦有蠹蚀。问前者所见原本，则归横塘一藏书家。余深以不得再见为歉，又恐此本久亦湮没不存，爰加较勘，即以参论诸条附注其下，以付剞劂。"

王琦在书中也明确指出，此《扁鹊心书》并非窦材原书，《扁鹊心书·跋》载道："窦氏材生于宋之中叶，而书中有河间、丹溪遗讹后世之语，又钟乳粉方下，訾丹溪'多服发渴淋'之说为谬，又言制法见时珍《本草》，何缘举元明人之书而及之，其为后人增益无疑，兼知是编非窦氏原本矣。"但考虑到此书的重要性，王琦即用胡念庵参论的《扁鹊心书》至清乾隆三十年（1765）重校刊行。

据《扁鹊心书》"序""进医书表"及"跋"所叙，可窥见本书在现版本印行之前的流传：

横塘—藏书家

↑

窦材（1146年）→胡珏（念庵）→胡道周→胡纪云→王琦（琢崖）乾隆三十年重刻

《扁鹊心书》重刊后，现代目录学中一般均有记载，《中国医籍通考》载有13个版本，并提示有待鉴定本。《中国中医古籍总目》收录了《扁鹊心书》15个版本，其中13种为单行本，2种为丛书本。

（一）单行本

目前我们查到记载最早的版本是清乾隆三十年刻本，在湖南图书馆、南京图书馆、辽宁省图书馆、浙江图书馆等查阅到，有学者称之为"原刻本"，排列顺序为目录、序、辞、表、正文。浙江图书馆版框尺寸为17.5cm×13cm，辽宁省图书馆版框尺寸为17.5cm×13cm，南京图书馆版框尺寸为16.9cm×13cm。版本特征均为左右双边，黑口，版心印有书名、卷名、页码。每半叶10行，每行20字。

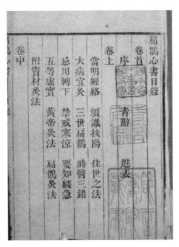

湖南图书馆藏板

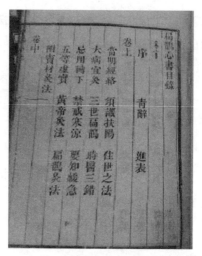

南京图书馆藏板

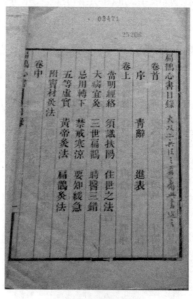

辽宁省图书馆藏板

与清乾隆三十年刻本同年刊刻的是清乾隆刻本青莲书屋藏板，我们查阅了国家图书馆、中国中医科学院图书馆、长春中医药大学图书馆、南京图书馆、上海中医药大学图书馆等，有牌记，排列顺序为序、词、表、目录、正文等。版本特征均为左右双边，白口，单鱼尾，版心印有书名、卷名、页码。每半叶8行，每行20字。

牌记：

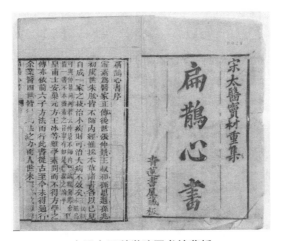

中国中医科学院图书馆藏板

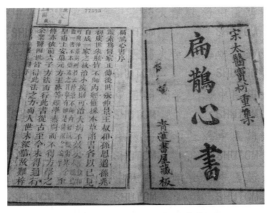

上海中医药大学图书馆藏板

在甘肃省图书馆等查到了清光绪七年辛巳（1881）上海王氏刻本，均有重刻扁鹊心书序。

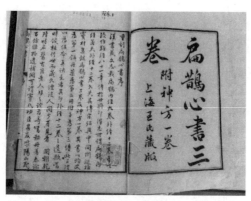

甘肃省图书馆藏板

在上海图书馆等查到了清光绪七年辛巳（1881）上海王氏刻本，均有重刻扁鹊心书序。

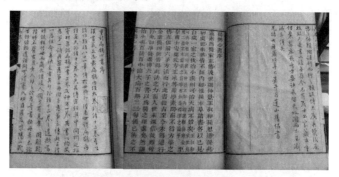

上海图书馆藏板

在浙江图书馆等查到了清光绪二十二年丙申（1896）上海图书集成印书局铅印本。

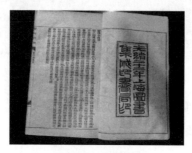

浙江图书馆藏板

在湖南图书馆查到了清光绪三十四年戊申（1908）赞文化社刻本。

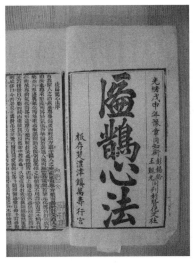

湖南图书馆藏板

在浙江省中医药研究院等查到了清刻本浙江衢州三余堂藏板。

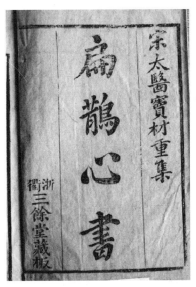

浙江省中医药研究院图书馆藏板

在中国中医科学院图书馆等查到了清刻本上洋江左书林藏板。

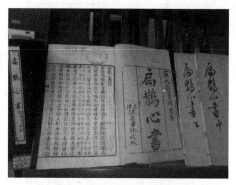

中国中医科学院图书馆藏板

在浙江图书馆等查到了民国上海千顷堂书局石印本。

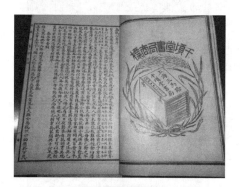

浙江图书馆藏板

（二）丛书本

《扁鹊心书》除了单行本外，尚被分别收入《医林指月》丛书（又称《医书十二种》）和《中西医学劝读十二种》。《医林指月》共辑宋、元、明、清十二种医著，为清代医家王琦（1696—1774 年）所编。王琦字载韩，号琢崖，绛庵，晚号胥山老人。每书后均附王琦跋文，简述作者生平及医著内容。《中西医学劝读十二种》为清代冯步蟾编，也收录了《扁鹊心书》。

《医林指月》之清乾隆三十二年宝笏楼刻本我们在中国中医科学院图书馆、浙江图书馆查阅到，《中国中医古籍总目》上有记录的辽宁省图书馆、陕西省图书馆未看到此版本。

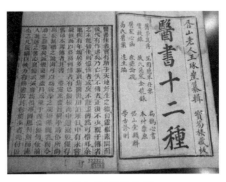

浙江图书馆藏板

　　我们将收集到的版本进行了初步的比较，查阅到的底本"清乾隆三十年刻本"与主校本"清乾隆三十二年宝笏楼刻本"错误较少，仅有少量文字的不同；"清乾隆三十年刻本"虽然与参校本"清乾隆刻本青莲书屋藏板"为同一年刊刻，文字上却存在较多的不同，后者错误较明显，不属于同一版本体系。根据这一特征，我们将《扁鹊心书》分成两个版本体系：

　　1. 清乾隆三十年刻本→清乾隆三十二年宝笏楼刻本（《医林指月》丛刊）→清光绪七年上海王氏刻本→清光绪二十二年上海图书集成《医林指月》本。

　　2. 清乾隆刻本青莲书屋刻本→清刻本上洋江左书林刻本→清刻本浙江衢州三余堂刻本→民国上海千顷堂书局石印本。

　　《扁鹊心书》一书藏于全国多个图书馆及中医院，本课题组经过实地调研，发现图书馆实际馆藏情况与《中国中医古籍总目》收录记载有较多出入，既有版本名称的不同，又有查无此版本，也有查无此书。但因为人力、精力有限，无法对所有图书馆进行一一核对。但通过实地调查的情况来看，《扁鹊心书》古籍还是得到了全国各地有关图书馆较好的保护和传承，令人欣慰。

三、学术思想

1. 治重扶阳，固护脾肾

《扁鹊心书》是一部理论与临床实践相结合的作品。本书强调在临床中着重扶养阳气，认为只有阳气充盛，方可长生。书中载有"阳精若壮千年寿，阴气如强必毙伤""阴气未消终是死，阳精若在必长生"等观点。上卷"须识扶阳"一篇中亦说道："故为医者，要知保扶阳气为本。人至晚年阳气衰，故手足不暖，下元虚惫，动则艰难。盖人有一息气在则不死，气者阳所生也，故阳气尽必死。"

扶养阳气，窦氏在治疗疾病时尤其重视脾肾二脏阳气有无受损，认为其直接关系疾病的转归。《扁鹊心书·附窦材灸法》中所列五十余种病证，其中三十余种属脾肾阳虚。书中所载四十余则医案分析，也有一半以上是用温补脾肾之法，可见其对脾肾二脏的重视程度。窦氏对温补阳气提出三个步骤，即"灼艾第一，丹药第二，附子第三"，并以此三法作为保命真诀。在治疗上，窦氏告诫忌用转下，禁戒寒凉。他认为"寒苦转下之药，动人脏腑，泄人元气"，"溺于滋阴苦寒之剂，殊不知邪之中人，元气盛则能当之，乃凉药冰脱，转下、寒凉之药皆能损伤阳气"。可见，全书始终是以扶助人体阳气以抗病祛邪为治病的指导思想的。

2. 治病宜灸，选穴精简

窦氏在"住世之法"中提出："保命之法：灼灸第一，丹药第二，附子第三。人至三十，可三年一灸脐下三百壮……令人长生不老。"可见窦氏把以灸法扶助阳气作为治疗疾病和养生保健的第一大法。其在书中指出，"医之治病用灸，如做饭需薪"，提出"大病宜灸"，"如伤寒、疽疮、劳瘵、中风、肿胀、泄泻、久痢、喉痹、小儿急慢惊风、痘疹黑陷等证……若能早灸，自然阳气不绝，性命坚牢。又世俗用灸，不过三五十壮，殊不知去小疾则愈，驻命根则难"。固护阳气乃治病之本，且对于急重病证，提倡灸宜早用、用量宜大，"凡大病宜灸脐下五百壮补接真气为此法也"，即强调大病治疗宜用并且重用灸法，要灸到三百壮以上，方能补接真气，固守命根，这是本书用灸的最大特点。故《扁鹊心书》云："世有百余种大病，不用灸艾、丹药，如何救得性命，劫得病回？灸则阳气不绝，性命坚牢。"在中卷及下卷的内、妇、儿等各科杂病的论治中，窦氏的这一观点体现得尤为明显。

窦氏在选穴上主张"少而精"，一般每次一穴，多则二三穴。《扁鹊心书》卷下"周身各穴"列常用穴位26个：巨阙、中脘、神阙、阴交、气海、石门、关元、天柱、肺俞、心俞、肝俞、脾俞、肾俞、腰俞、涌泉、承山、三里、中府、食窦、天突、地仓、上星、前顶、目窗、脑空、风府，而在用灸法治疗的80余种病证中，所涉穴位仅有23个（较前少天柱、腰俞、风府、上星、前顶，多上脘、巨门）。可见《扁鹊心书》取穴少而精。其中关元、命关二穴尤受重视，窦氏温补脾阳用命关，他说"此穴属脾，又名食窦穴，能按脾脏真气，治三十六种脾病"；温补肾阳用关元，此穴位居脐下胞中，又称丹田，一源而三歧，因为冲、任、督三奇经皆发源于此，该穴又为肝、脾、肾三经的交会穴，小肠经的募穴，功能培肾固本、补益精血，为人体一大强壮穴。

3. 药灸并举，忌用寒下

窦氏对艾灸与药物治病的理念是一样的：顾护人体阳气。因此，窦氏极其擅长运用温补阳气的姜、附、硫、乌等一类的药物，其处方药味少而精，配伍巧妙，药简而力专。且其一再强调"忌用转下""禁用寒凉"，对时医滥用寒凉药的做法深表反对，痛斥其非。当然，对于有毒的乌、附等药，我们应当慎重使用，以免发生事故。但是作者的这种思想，是值得我们深入研究的。

4. 明晰经络，识病溯源

诚然窦氏治病注重用灸法，故书中首先论述了治病当明经络，方可识病根源，药灸方能径达其处而奏效的思想。论中引《灵枢·经脉》云："经脉者，所以能决死生，处百病，调虚实，不可不通。"强调："学医不知经络，开口动手便错。""经络不明，无以识病证之根源，究阴阳之传变。今人不明经络，止读药性病机，故无能别病所在。漫将药试，偶对稍愈，便尔居功，况亦未必全愈；若一不对，反生他病，此皆不知经络故也。"窦氏精于辨证，从其尸厥取中脘，疯狂妄语灸巨阙（心募穴），肺病寒胀取中府等治法当中可见一斑。在明晰经络前提下更重视固护脾肾阳气，是本书的最大特色，也反映作者医学根底之深厚。

四、对后世医学发展的影响

《扁鹊心书》内容丰富，治法独特，论述简明，条理明晰，其大病宜灸、温补脾肾、反对寒凉、忌转用下的学术思想对后世医学的发展产生了深远的影响。窦氏生于宋之中叶，后于钱乙而略先于李杲，且与李杲同为真定人。钱乙立五脏辨证与五脏补泻之法，李杲重从脾胃论治，窦氏居其中，论当明经络以顺承钱氏、论须识扶阳而下启李杲，既促进脏腑辨证的发展，亦对脾胃理论有所启发；及至金元，名医罗天益擅用灸法温补中焦以治疾病，体现了窦氏灸法对后世的积极影响；明代薛己温补闻名，并重脾肾，今人以为可溯李杲，实则温补脾肾、治病宜灸乃窦氏之思想，故窦氏对温补学派发展亦有促进作用；及至近现代，郑钦安、卢崇汉、李可等"火神派"代表人物，亦重《扁鹊心书》中"人之真元乃一身主宰，真气强则人强，虚则人病，脱则人死，保命之法，艾灸第一，丹药第二，附子第三"，"为医者，要知保扶阳气为本"之论，擅用附子大补元阳、散寒救逆，较好地丰富了中医药现代临床急救治疗的内容。

《扁鹊心书》论运用灸法预防和治疗疾病提倡大病宜灸，虽取穴较少但灸数宜多，甚则三五百壮固阳治病，这是目前临床中极为少见的。且因壮数甚多，易感疼痛而摸索出"睡圣散"，以便行麻醉治疗，减轻因灸法带来的诸多疼痛，实为不易。为后世中医外科学、骨伤科学的发展提供了新的思路和手段。

《扁鹊心书》中提出"伤寒止有四经"之论，有别于张仲景的伤寒六经之论，因窦氏以《黄帝内经》为尊，故其论在一定程度上丰富了伤寒学说；另书中多载有如肠澼下血、咯血、下血等血证病篇，其擅用针法、灸法、外用法对症止血，且强调固护阳气，反对一味地运用寒凉药物，亦为后世如唐容川、郑钦安等研究血证带来诸多启发。

《扁鹊心书》不失为一本较好的综合性医学著作，在现代医学快速发展的今天仍能彰显出其独树一帜的学术特色。我们希望通过本次整理研究工作，尽可能地保留《扁鹊心书》的古籍原貌，较好地展现《扁鹊心书》的历史价值与学术特色，以期更好地传承和发扬中医瑰宝，为中医药事业的进一步发展推波助澜。

方名索引

总 书 目

医　经

内经博议

内经提要

内经精要

医经津渡

素灵微蕴

难经直解

内经评文灵枢

内经评文素问

内经素问校证

灵素节要浅注

素问灵枢类纂约注

清儒《内经》校记五种

勿听子俗解八十一难经

黄帝内经素问详注直讲全集

基础理论

运气商

运气易览

医学寻源

医学阶梯

医学辨正

病机纂要

脏腑性鉴

校注病机赋

内经运气病释

松菊堂医学溯源

脏腑证治图说人镜经

脏腑图说症治合璧

伤寒金匮

伤寒考

伤寒大白

伤寒分经

伤寒正宗

伤寒寻源

伤寒折衷

伤寒经注

伤寒指归

伤寒指掌

伤寒选录

伤寒绪论

伤寒源流

伤寒撮要

伤寒缵论

医宗承启

桑韩笔语

伤寒正医录

伤寒全生集

伤寒论证辨

伤寒论纲目

伤寒论直解

本　草

秘珍济阴

黄氏女科

女科万金方

彤园妇人科

女科百效全书

叶氏女科证治

妇科秘兰全书

宋氏女科撮要

茅氏女科秘方

节斋公胎产医案

秘传内府经验女科

儿　科

婴儿论

幼科折衷

幼科指归

全幼心鉴

保婴全方

保婴撮要

活幼口议

活幼心书

小儿病源方论

幼科医学指南

痘疹活幼心法

新刻幼科百效全书

补要袖珍小儿方论

儿科推拿摘要辨症指南

外　科

大河外科

外科真诠

枕藏外科

外科明隐集

外科集验方

外证医案汇编

外科百效全书

外科活人定本

外科秘授著要

疮疡经验全书

外科心法真验指掌

片石居疡科治法辑要

伤　科

正骨范

接骨全书

跌打大全

全身骨图考正

伤科方书六种

眼　科

目经大成

目科捷径

眼科启明

眼科要旨

眼科阐微

眼科集成

眼科纂要

银海指南

明目神验方

银海精微补